JN085725

わかりやすい食品機能学（第2版）

森田　英利　編著
田辺　創一

臼井　将彰
上薗　薫子
小林　卓弥
鈴木　武人
鈴木　宗明
高畑　章代
中野　　　共著

三共出版

はじめに

　ヒトを含めた霊長類は"雑食"といわれるが，それはラットなどが示す雑食性とは大きく異なる。つまり，霊長類は「多様なものを食べようとする欲求」があるだけでなく，「美味しいものを食べようとする欲求」を進化させてきた。

　前者は，"諸食（＝雑食）"であり，多種多様なものを食べる試みである。つまり，ヒトは味覚という情報をえることで，食への欲求を制限しなくなった。オオカミからイヌ（家犬）への進化・分化は，ヒトの残飯を食べるようになったのがキッカケで（学術誌 *Nature*，2013 年），オオカミは食性の変化によってイヌへの進化を遂げたのである。ヒトも，イヌも，食性がより"諸食（＝雑食）"になったことで誕生した生物種のようである。

　後者は，食を"味わう"行為であり，舌触り，喉ごし，色，形，匂い，味などの多くの感覚を複雑に組み合わせることで会得した。すなわち，食べ合わせや付け合わせを工夫することで"新たな味"を生み出し，多様で美味しいものを食べたいという欲求を満たしてきた。それは，美味しいレストランの需要を生み，新たな調理法が生み出され，より良い食材の追求にはいとまがなくなり，昨今ではそれらの欲求に対し"グルメ"という言葉が使われている。

　進化的に身につけた諸食と味わいへの欲求により，ヒトは，もう 1 つ，食品からの重要な恩恵を受けることになった。それが，本書で学ぶ「身体のはたらきを整える作用」すなわち「食品の生体調節作用」であり，摂取された食品成分と生体との間のダイナミックな相互作用によって発揮される。そして，このような食品のはたらきをより的確に表現するために，日本は，世界に先駆けて"機能性食品（functional foods）"のコンセプトを世界に発信した。ガス・クロマトグラフを直結した質量分析装置（GC/MS），核磁気共鳴装置（NMR）や次世代シークエンサーの発達により，以前では解析できなかった知見が得られるようになり，また，免疫学や微生物学など他の研究分野との融合が進み，食品機能学は飛躍的に進歩した。"単に何となく身体に良い食品"ということではなく，この食品がどのような疾病の予防に繋がるか，この食品の作用の分子メカニズムはなんであるのか，という点が詳細に解析されるようになった。人々が自身の意思に基づいて，科学的エビデンスが得られた食品や食材を選択できる時代になった。

　本書では，実際にその分野を研究し，実際にその関連の研究に従事している方々に分担執筆していただいた。限られたページの中ではありますが，日々，進歩している本分野に，新しい知見を加味したかたちでまとめてくださった先生方に，感謝いたします。また，執筆にあたり多くの論文，著作物を参考にさせていただき，これらの著者の方々に御礼を申し上げます。最後に，本書の出版にご尽力いただいた三共出版株式会社 秀島 功 氏に厚くお礼を申し上げます。

平成 26 年春　　　　　　　　　　　　　　　　　　　　　　　　森田英利・田辺創一

第 2 版にあたって

　2014 年の春に本書が発行されて 3 年が経過した中で，機能性表示食品は，2015 年 4 月 1 日に施行された食品表示法に基づく食品表示基準により新たに規定され，2015 年 6 月 12 日に機能性表示食品制度の商品がはじめて販売された。機能性を表示できる保健機能食品は，国の審査が必要な「特定保健用食品（トクホ）」と国の規格基準に適合した「栄養機能食品」のみであったが，事業者の責任において食品ごとに内閣府消費者庁の審査を受けて販売を許可される「機能性表示食品」の制度があらたに加わった。研究の進展により新たな情報も蓄積しているところに関しても，今回の改定に反映するかたちで第 2 版を発行した。

　幼児・学童期の人間形成や健康な食生活と食習慣の確立に役立てようとする教育運動，すなわち「食育」の考え方が浸透し，食育基本法が 2006 年から施行された。食育のなかに含まれる食料の安全性，食生活の改善と健康増進を理解する上で，本書は少なからず情報提供できることを期待している。

　2017 年 7 月　　　　　　　　　　　　　　　　　　　　　　　森田英利・田辺創一

目　　　次

3 循環系・神経系への作用

コラム

食品機能学の展開

1-1 食品とは何か

　人は，なぜ食品を摂取するのか？　答えは簡単である。生きるために人は食べるのである。しかし，単にそれだけではない。より元気で，より長く生きるために食べる。様々な種類の食品が手に入るようになった現代，どのように，そして，どのような食品を摂取するのかを賢明に考えて食生活を送れば，より元気で，より長く生きることができるであろう。一方，悪い食選択をすれば，生活習慣病などにかかるリスクが高まる。

　そして，「食事をする」というのは，楽しいひとときである。つまり，食品の摂取は人に満足感を与える。このことが，食品が医薬品と明確に異なる点である。

　さらに，食品には安全性が確保されていなければならない。食品は，人が長い歴史と食経験の中で安全性を確認してきた。例えば，ダイコンやタマネギは食べてよい植物であり，市販の納豆やヨーグルトは安全なものとして食している。しかし，不適切な保蔵や加工により，安全衛生上の問題が生じることもあるので，"食品とは何か"を考えてみると，改めてこの学問領域の広さと深さを感じさせられる。

1-2 食品の3機能

　食品は，栄養価が高い，美味しいなどの「特性」で評価されてきた。栄養素を含む食品は，体内で様々なはたらきをすると同時に，私たちの味覚・嗅覚に対してもはたらきかける「機能」を有している。これらに加えて，食品の第3の機能として重要視されているのが「生体調節機能」であり，これが本書の主題として取り扱う「機能」である。なお，ある成分が1つの機能だけではなく，2つ3つの機能を重複してもっている場合もある。

表 1-1　食品の3機能

1次機能	栄養機能（栄養面でのはたらき）	栄養素
2次機能	感覚機能（嗜好面でのはたらき）	呈味物質
3次機能	生体調節機能（予防面でのはたらき）	食物繊維・ポリフェノール・乳酸菌など

　表1-1に，食品の3つの機能を示したが，以下，それらの機能について概説する。

1-2-1　1次機能（栄養機能）

　食品は，人の生命活動に必要な栄養素を供給するはたらきをもつ。炭水化物（糖質）のうち，人の体内で消化されるものは，主たるエネルギー源として利用されている。脂質はエネルギー源であると同時に，必須脂肪酸の供給源であり，脂溶性物質の吸収を助ける作用もある。タンパク質は，筋肉，血液，皮膚，酵素，ホルモンなどの体タンパク質の合成に不可欠な成分である。これら三大栄養素に加え，無機質（ミネラル）やビタミンなどをバランスよく摂取し，五大栄養素としてライフステージに応じて必要な栄養を摂取することが，食生活の根幹をなす。

　あらゆる栄養素を過不足なく摂取することは，飽食の時代といわれながらも，今なお容易ではない。地球規模で考えると，栄養飢餓に苦しむ人々がいる。先進国においては食料不足が問題にならなくなったとはいえ，現在ではカルシウムなどのように摂取不足が危惧される栄養素もある。栄養素の欠乏は疾病をまねき，カルシウム不足は骨粗鬆症につながり，各種ビタミンの不足はさまざまな疾病のリスク要因となる。

1-2-2　2次機能（感覚機能）

　「良薬，口に苦し」と言われる。しかし，いくら栄養性に優れていても，その食品が美味しくなければ，食品としての価値は低くなる。人は，その食品が美味しいかどうか，味覚や嗅覚などを駆使して瞬時に判断できる。言い方をかえると，食品には生体の感覚に訴える機能があり，これが食品の2次機能であり，嗜好特性といえる。

　味にも様々な種類があるが，その中で，甘味・塩味・苦味・酸味・旨味を5基本味とよんでいる。これらは，舌の味蕾に存在する受容体（レセプター）やイオンチャネルで受容される。5基本味が人に受容されるとき，味覚とともに，次に述べるようなシグナルが同時に伝えられる。甘味は炭水化物，塩味はミネラル，旨味はタンパク質のシグナルとして，これらの好ましい栄養素の存在を身体に知らせる。一方，苦味や酸味は，

本来的には忌避（きひ）すべき物質であることを伝えるシグナルである。

　食品成分の香りは，鼻上皮に発現している嗅覚受容体を介して受容される。味物質の数と比較して香気物質の数は大変多く，我々は多数の香気物質からのシグナルを複合的に判断して判別していると考えられている。例えば，トマトからは約400種類，コーヒーからは約800種類の香気成分が見つかっている。

　基本味や香りの他に，我々の嗜好を左右するものとして，辛味，渋味やテクスチャー（食感）などもあり，これらが総合的に関わっている。さらに，食を楽しむ際には，視覚なども動員されており，日本食で盛り付けや器の色やデザインが重要視されるのはその1つの例である。

1-2-3　3次機能（生体調節機能）

　食品には，生体機能を調節することによって，病気の発症を予防したり病気のリスクを低減する機能がある。具体的には，細胞系，循環系・神経系，消化系，免疫系，生体防御系・解毒系，内分泌系などにおいて，変調を修正して，それらの機能を調節する作用のことである。表1-2に，それら食品のもつ生体調節機能とその代表的な因子や有効成分についてまとめた。

表 1-2　食品の生体調節機能（因子や有効成分の代表例）

はたらきかける系	具体的な機能（因子や有効成分）
消化器系	ミネラル吸収促進（カゼインホスホペプチド）
	血糖値上昇抑制（ポリフェノール，小麦アルブミン）
	腸内環境調整（乳酸菌，オリゴ糖）
内分泌系	脂質吸収阻害（植物ステロール）
	抗疲労（イミダゾールジペプチド）
骨・歯	骨粗鬆症予防（大豆由来イソフラボン）
	歯の健康維持（キシリトール）
生体防御系・解毒系	抗酸化（ビタミンE，フラボノイド）
細胞系	がん抑制（担子菌由来の多糖類，プロバイオティクス）
循環系・神経系	血圧上昇抑制（乳ペプチド、γ-アミノ酪酸）
免疫系	免疫力向上，免疫調整（乳酸菌）
	アレルギー抑制（ポリフェノール）
生体防御系	抗菌（ラクトフェリン、リゾチーム）
脳	脳機能改善（γ-アミノ酪酸，ドコサヘキサエン酸，アラキドン酸）

　生体調節機能を有する食品は「機能性食品」とよばれることが多い。機能性食品という考え方は，もともとは中国古来の「医食同源」の思想に通じるものである。したがって，人は，知らず知らずのうちに食品の

word　苦味と酸味

　苦いコーヒーや酸っぱい果物も，好きな人にとっては忌避されずに好んで受け入れられる。我々の食文化や食生活は，本質的には忌避すべき物質であったものを好んで受け入れるように，脳内回路を修正させてきた。

　コーヒーやビールの苦味は，それぞれカフェインとフムロンという物質に起因する。苦みの標準物質としてよく用いられるのは，硫酸キニーネという化合物である。苦味は，そもそも毒物のシグナルとして人に作用していた。柑橘類（かんきつ）やヨーグルトの酸味は，それぞれクエン酸と乳酸に起因する。酸味は，果実などがまだ食するには未熟であることを我々に伝える意味があった。

word　食品の色

　食べ物は，まず目で味わい，香りで味わい，味で味わう，と言われてきた。とくに，料理を通して自然・風景や季節を表現する日本食の場合は，目で楽しむ料理と言える。その際には食品の色が重要になる。食品に含まれる色素成分には，クロロフィル（緑色），カロテノイド（黄色から赤色），アントシアニン（赤色から青色）などがあり，その中には生体調節機能を併せもつものもある。

word　医食同源

　医食同源とは，バランスのとれた美味しい食事を食べることで病気を予防したり治療しようとする考え方である。この言葉は，中国の「薬食同源」思想から着想を得ているが，中国に古くからある「薬食同源」思想を紹介するとき，この薬とは化学薬品ではないので，「薬」を「医」にかえて用いたものとされる。西洋にも同じような考え方があり，「医学の父」とか「医聖」と称されるヒポクラテス（紀元前460年頃生まれ）は，「食を汝の薬とせよ，薬を汝の食とせよ」という言葉を残している。

もつ生体調節機能の恩恵を受けてきた経緯がある。わが国の研究者は，世界に先駆けてその因子や有効成分，作用機序などの解明を"サイエンス"として扱い，この分野の研究をリードしている。そして，有効成分とその適切な摂取量が明らかにされたいくつかの機能性食品は「特定保健用食品」として，消費者庁の認可を得て，健康強調表示することが可能となっている。

1-3 食品の生体調節機能と機能性食品

1-3-1 生体調節機能が着目されるようになった社会背景

1910 ～ 1950 年頃には大きな戦争があり，安定しない世情の中で，日本のみならず世界的に食料が不足し，栄養素の充足度も悪かった。栄養素の欠乏が，どのような病気を引き起こすかという視点から，「欠乏の栄養学」ともいうべき取り組みがなされていた頃であり，鈴木梅太郎によるビタミン B_1 の発見（1910 年）は栄養学や食品科学の発展の礎となった（p. 2 の word を参照）。それから 100 年の時を経た今，「ニュートリゲノミクス」をはじめとする分子生物学的手法を駆使した栄養機能が解析される時代になってきた。

コラム：DNA マイクロアレイ解析

食品成分を摂取した時に，限られた細胞内や組織内因子の変化ではなく，生体の全遺伝子発現の変化を網羅的に解析することができるようになった。このような解析手法を「ニュートリゲノミクス」という。この手法は，ヒトやマウスの全ゲノム配列が解読されたこと，そして，DNA マイクロアレイ（DNAチップ）という装置が開発されたことによって可能となった。1990 年代後半に導入され，今世紀に入って実用段階となり，in vitro，in vivo 試験のいずれにも適用することができる。

ある食品成分が肝臓における脂質代謝におよぼす影響について解析する場合を例にして，マイクロアレイ解析の一例を説明する（p. 5 の図を参照）。in vitro 試験では，ヒト肝培養細胞に当該成分を添加し，一定時間後にその細胞からメッセンジャー RNA（mRNA）を抽出する。in vivo 試験では，マウスに当該成分を投与し，一定時間後に解剖し肝臓を摘出

後，同様に mRNA を抽出する。これらを試験群として，対照群には，培養液に当該成分を添加していない細胞由来の RNA，あるいは当該成分を投与していないマウスの肝臓由来の RNA を用いる。これらの mRNA を逆転写酵素で相補的 DNA（cDNA）に変換し，次いで amplified RNA（aRNA）として増幅する。この時，例えば Cy5（赤色）や Cy3（緑色）などの蛍光色素で aRNA を標識しておくことが多い。ヒト細胞（in vitro）試験の場合には，ヒト由来の各遺伝子を認識するプローブを配置し固定化したDNAチップに，両群の aRNA をハイブリダイズさせ，マウス（in vivo）試験の場合には，マウス用のDNA チップを用いる。

ハイブリダイズ反応に続いて，洗浄した後，スキャナーとよばれる装置で DNA チップ上の蛍光量を測定する。測定された蛍光量は，各遺伝子を認識するプローブにハイブリダイズした aRNA 量と相関して

いるので，試験群と対照群とで蛍光量を比較することによって，細胞内あるいは肝臓 mRNA 発現量の変化を知ることができる。

マイクロアレイ解析に加えて，従来法により，肝臓をホモジナイズして肝脂肪・コレステロール値を測定したり，酵素活性を測定することにより，遺伝子発現変動の結果をさらに肉付けすることもできる。

ニュートリゲノミクスの手法が利用されるまでは，抽出した RNA を用いて逆転写（RT：reverse transcription）反応と遺伝子増幅反応（PCR：polymerase chain reaction）を組み合わせる RT-PCR 法により，各遺伝子について個々に調べる必要があった。しかし，数千〜数万におよぶ因子について逐一解析することは，実質的に困難であった。

ニュートリゲノミクスの登場によって，全遺伝子について解析することで，生体内で生じる変化を網羅的かつ統合的に解析することが可能となった。

さらに，解析対象はコードされた mRNA だけでなく，microRNA を含む non-coding RNA やメチル化 DNA（エピゲノム解析）に対しても，アレイを作成しマイクロアレイ解析を行うようになっている。

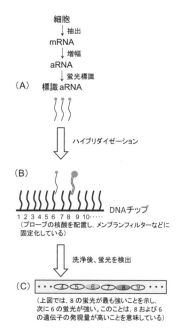

DNA マイクロアレイによる遺伝子発現解析の概略

DNA チップ上には，ターゲット核酸に相補的なプローブが，メンブランフィルターなどに固定化されている。サンプル溶液中に含まれている相補的なターゲット核酸として，(A) のように蛍光標識した aRNA を用意する。そして (B) のようにハイブリダイズさせて 2 本鎖を形成する。その後，(C) のように余分な試薬やハイブリダイズしていない核酸を除去するために洗浄し，ハイブリダイズした aRNA の蛍光を検出する。

（aRNA 法にもとづき 1 色法で解析する場合を例示した）

第二次世界大戦が終結して，日本では高度経済成長期に入った。食料不足や栄養上の不安もおおよそ解消するようになり，食べることを楽しむ余裕がうまれてきた。分子生物学的手法が劇的に進歩した時代でもあり，1990 年頃には嗅覚レセプターがクローニングされ，2004 年のノーベル医学生理学賞を受賞するなど，感覚機能に関する研究が精力的に行われた。食品の研究においては，この頃，食品の味・香り・色といった 2 次機能が着目された。その高度経済成長にともなって，電気冷蔵庫が家庭に普及し，冷凍など多くの食品保存・加工技術が進歩し，女性の社会進出や核家族化などの社会変化もともなって，冷凍食品・インスタント食品の開発やファミリーレストランの登場を後押しした。

ところが，1980 年以降，「飽食の時代」と表現された弊害が顕在化してきた。栄養失調やビタミン不足が解消したにもかかわらず，偏食や過

食などが原因で発症する「生活習慣病」が社会問題となってきた。一方，日常の食生活の改善によって，身体の機能を調節し，生活習慣病の予防に役立てるという意識が鮮明に芽生えてきた。こうして，わが国の食品研究において大きな意義をもつ「食品機能学」という学問領域が誕生し，食品の3次機能としての生体調節機能という概念が確立され，今や世界中に広まった。機能性食品が，意識的に人々の食生活に取り入れられるようになり，健康増進に役立っている。そして，少子高齢化社会が到来した今，医療費削減が重要な国家課題となっている。機能性食品による疾病予防は，その解決策の1つとして大きく期待されている。

1-3-2　機能性食品の位置づけ

多くの場合，病気は突然に発症するのではなく，"半健康状態"を経たのちに発症する。

糖尿病を具体例にあげて説明すると，空腹時の血糖値は，正常範囲（100 mg/dL 未満）→正常高値（100〜110 mg/dL 未満）→境界型糖尿病の範囲（110〜126 mg/dL 未満）→糖尿病（126 mg/dL 以上）のようなステップが考えられている。一般に，126 mg/dL を大きく超えて，グルコース糖負荷試験の結果なども含めて医師が総合的に判断した結果，「糖尿病」という診断が下りると，医師の指示に従った薬の服用が必要である。一方，「現段階では問題ないが，血糖値が高めなので食生活に気をつけて下さい」と医師から告げられるような，いわゆる"未病"の段階では，「食後の血糖値が気になる方の食生活の改善に役立つ」と書かれた特定保健用食品を適切に摂取することが望まれる。生活習慣病の中には自覚症状のない"サイレントキラー"と呼ばれるものもあり，特定保健用食品をはじめとする機能性食品は，半健康状態における発症予防に役立つものである。

以上のように，機能性食品は「食品」と「医薬品」の中間的な位置づけをもつものであり，生活習慣病の発症リスクを軽減し，その発症を遅らせることによって健康寿命を延ばすことに役立つ。ただし，摂取する際の形態は一般の食品と同じであり，栄養補助の目的で利用される錠剤あるいは粉末タイプの「サプリメント」とは異なるものである。

1-3-3　機能性食品の安全性

医薬品が認可されるまでには，極めて多くの試験により安全性を確認する必要がある。それに対して，食品の場合は，食品衛生法に基づく規制以外は，販売する際の規定がない。それは，長い食経験により安全性

word　ニュートラスーティカル（nutraceutical）

アメリカで，機能性食品は栄養素（nutrient）と医薬品（pharmaceutical）の中間に位置づけられるとして，両者を合わせた nutraceutical という言葉が使われる。また，機能性食品を表す functional foods という言葉は，すでに国際語として定着している。

について大きな問題はないと考えられているからである。

しかし，一部の食品成分を抽出した場合には，食品としての食経験だけで安全性を確信することは難しいため，特定保健用食品では，変異原性試験や染色体異常試験，急性毒性試験，亜急性毒性試験，ヒト過剰摂取試験（28 日），ヒト長期摂取試験（90 日）などが義務づけられている。

1-3-4　機能を有する食品素材

機能性食品素材（因子）は，栄養素に限らない。むしろ，"非栄養素"と考えられてきた食物繊維（オリゴ糖）や乳酸菌（菌体成分）なども多く含まれる（p. 3 の表 1-2 を参照）。

現在では，多岐にわたるこれらの因子がデータベース化され，インターネット上でも公開されている。例えば，独立行政法人　国立健康・食品研究所のホームページの「健康食品」の安全性・有効性情報というサイト内に，健康食品の素材情報データベースがある http://hfnet.nih.go.jp/contents/indiv.html，2014 年 2 月現在）。これは，食品素材の安全性・有効性について科学的根拠のある情報を集めたもので，50 音別・アルファベット別にそれぞれの安全性や有効性の詳細，および総合評価について検索できる。例えば「乳酸菌，ビフィズス菌など」を見ると，ヒトでの有効性評価について，循環器・呼吸器，消化系・肝臓，糖尿病・内分泌，生殖・泌尿器，脳・神経・感覚器，免疫・がん・炎症，発育・成長，肥満に関する文献報告をまとめている。一方，骨・筋肉への効果に関しては，「調べた文献の中で見当らない」と記載されている。また，安全性に関しても文献情報が示されており，例えば「適切に用いれば経口摂取で安全性が示唆されている。9 か月間までは安全と思われる。」，「副作用はとくに知られていないが，小児においては下痢が起こることがある。」などの記載がある（2014 年 1 月 31 日データ更新）。

参考図書

1）Walter C. Willett，"Eat, Drink, and Be Healthy" FIRESIDE.
2）荒井綜一　ほか編，『機能性食品の事典』，朝倉書店（2007）.
3）久保田紀久枝・森光康次郎　編，『食品学—食品成分と機能性—（第 2 版）』，東京化学同人（2008）.
4）吉田勉　監修，『わかりやすい食品機能栄養学』，三共出版（2010）.
5）清水俊雄，『特定保健用食品の開発戦略』，日経 BP 社（2004）.

コラム　バイオマーカー

食品の機能を議論する上で重要となるのが，バイオマーカー（生体指標）である。ある食品を摂取すると「何となく調子がよくなる」というのでは，科学的に機能性があるとはいえない。その食品において，どの成分の摂取によって，体内のどのような分子が，どう改善されるかが明らかにされる必要がある。例えば，血圧，血糖値，血中脂質，骨密度，腸内細菌（糞便中の細菌）数などが，食品の摂取によってどの程度改善されるのかが重要となる。さらに，詳細な作用メカニズムを解析したり，個体ごとの有効性を判定するために，血液やその他の体液中あるいは組織中に存在している生体分子をバイオマーカーとし，当該機能の評価だけでなく，健康状態を定量的に把握するための科学的指標として用いることもある。

免疫調整食品や抗疲労食品などがその例であるが，新しい分野の機能性食品を考える場合に，バイオマーカーの選定は非常に重要である。免疫バランスが調整・改善される時，どのようなバイオマーカーが変化するのか，そして，疲労した状態と疲労回復した状態とでは，どのようなバイオマーカーを指標として，その変化をみればいいのかを明らかにする必要があるからである。近年では，「DNA マイクロアレイ解析」（p. 4 のコラム参照）などの手法によって，複合システムともいうべき生体内で，食品摂取によって生じる生体側の全遺伝子発現の変化を解析して，新たなバイオマーカーを発見することも試みられている。

───コラム：*in vitro* と *in vivo*───

食品の生体調節機能を明らかにするための研究アプローチは，試験管・細胞を用いる *in vitro*（インビトロ）試験と，生体を用いる *in vivo*（インビボ）試験の2つに大別される。どちらか一方の試験のみで，ある食品の生体調節機能が明らかになるのではなく，多くの場合この両者が適宜組み合わされて，当該機能が検証されるとともに，機能を発揮するメカニズムが明らかにされる。

どちらの試験法にも，手法上の特徴がある。その例を下の表にまとめたが，一方の短所を，他方の長所が補うことが多い。例えば，*in vivo* 試験の短所の1つとして，得られたデータについて動物あるいは

ヒトの個体差に起因するばらつきがある。同質の試験系を *in vitro* で行なった場合には，ばらつきの少ないデータが得られることがある。また，生体は様々な構成要素からなるので，摂取した食品の効果がどのようなメカニズムで発揮されたのかわかりにくくなることがある。この点も，シンプルな系の *in vitro* 試験の方が，フォーカスを絞ったメカニズム解析がより容易に行える。安全性や生命倫理の問題も，*in vitro* 試験ではあまり考える必要がない。これらの点も含め，ヒトや実験動物を用いる試験よりも簡便に行える場合が多いのは長所である。

in vitro および *in vivo* 試験の一般的な特徴

	長 所	短 所
in vitro	・多くの検討を同時に行うことが可能 ・ばらつきの比較的に少ないデータを得ることが可能 ・シンプルな作用メカニズム解析が可能 ・安全性には問題がなく，倫理的な配慮も容易	・実際に，生体で効果が発現するかどうか不明 （体内吸収・代謝の影響を検討することが不可能）
in vivo	・複合システムをもつ生体での効果をダイレクトに実証することが可能	・複合的な要素が関わってくるので，作用機序の理解が複雑になる場合がある。 ・個体差が大きく，データ解析が困難な場合がある。

※ 実験内容によっては，それぞれについて例外もある。

一方，*in vitro* 試験にも結果を理解する上での限界がある。細胞レベルでの機能が認められたとしても，それを経口的に摂取した時に，実際に体内で効果が発揮されるかどうかは不明である。経口摂取された食物は，消化を受けたのち吸収され，さらに代謝・排泄される。この過程の中で，当該食品成分が分解されるなどして活性を失う可能性があり，また，

効果を発揮すべき組織・臓器に到達することなく排泄されることもある。

長所としては，動物実験で，そして最終的にヒト試験において効果が確認されれば，当該機能が証明されたと判断でき，次のステップとして投与量（摂取量）や投与間隔の設定と安全性の検証に進むことができる。

消化器系・内分泌系への作用

2-1 ミネラルの吸収促進成分

2-1-1 カルシウム吸収促進成分の意義

　食生活の豊かな現代日本において，ほとんどの栄養素の摂取量は充足している。しかしながら，「平成21年国民健康・栄養調査報告」，「日本人の食事摂取基準（2010年版）」（厚生労働省）によると，いくつかのミネラル類の摂取量が推定平均必要量を下回っており，なかでもカルシウムの摂取不足は深刻である（図2-1）。カルシウム摂取量の不足状態が続くと，カルシウムの貯蔵器官である骨の粗鬆化を引き起こし，骨折発生率が高まる。特に，高齢者の骨折は，回復に長期間を要し，寝たきりの原因にもなる重篤な疾患である。カルシウムの主要な給源は乳製品と小魚であるが，これらの摂取量の少ない日本では，十分なカルシウム摂取量を満たすのは容易ではない。また，一般的に食品からの腸管での

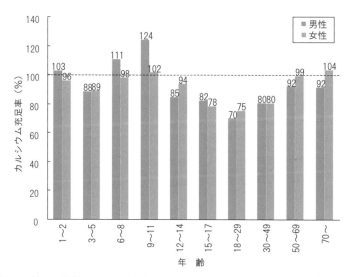

図2-1　性別・年齢別にみたカルシウム充足率（推定平均必要量に対する摂取量）

カルシウム吸収率は低く，牛乳で40%，小魚で33%，野菜では19%である。よって日本人にとって，カルシウムの摂取量を増やすこととともに，その生体利用性（腸管吸収率）を高めることは，十分な骨量の維持，そして骨粗鬆症と骨折の一次予防に効果が期待される。

2-1-2　カルシウムの生理機能，代謝および腸管吸収

カルシウムは，人体中に約1.4%（成人では約1 kg）が存在し，ミネラルの中で最も多い元素である。人体中のカルシウムの99%は，ハイドロキシアパタイト（リン酸カルシウムの一種）として骨や歯を構成し，からだに強靱性を与えている。そして，割合は少ないものの，残りの1%は血液，組織液，細胞内に分布し，血液の凝固，細胞内のシグナル伝達，筋肉の収縮，酵素の活性化因子などに重要な役割を果たしている。生体内のカルシウム代謝に中心的な役割を担う臓器は，骨，小腸，腎臓である（図2-2）。

血液中のカルシウム濃度は，約10 mg/dLの一定濃度に厳密に維持され，この濃度が変動すると，種々の生体機能に異常をきたす。この調節には，活性型ビタミンD，副甲状腺ホルモン，カルシトニンの3つのカルシウム調節ホルモンが重要な役割を果たしている（図2-3）。血液中のカルシウム濃度が低下すると，これらのホルモンの共同的なはたらきにより，骨のカルシウムの溶出（骨吸収），腸管からのカルシウム吸収，腎臓からの再吸収を増加させ，元に戻す。血液中のカルシウム濃度が上

word　活性型ビタミンD

ビタミンD₃の1α位と25位が水酸化されたもので，血清カルシウム濃度の低下により分泌される。主に骨吸収と小腸カルシウム吸収を高め，血清カルシウム濃度を上昇させる効果を示す。

word　副甲状腺ホルモン

副甲状腺から分泌されるポリペプチドホルモンで，血清カルシウム濃度の低下により分泌される。主に骨吸収と腎臓でのカルシウム再吸収を促進する。また，腎臓では活性型ビタミンDの合成と分泌を促進し，その結果，小腸でのカルシウム吸収も高める。これらの作用の総和として，血清カルシウム濃度を上昇させる効果をもつ。

word　カルシトニン

甲状腺から分泌されるポリペプチドホルモンで，血清カルシウム濃度の上昇により分泌される。主に，骨吸収と腎臓でのカルシウム再吸収を抑制し，血清カルシウム濃度を降下させる効果をもつ。

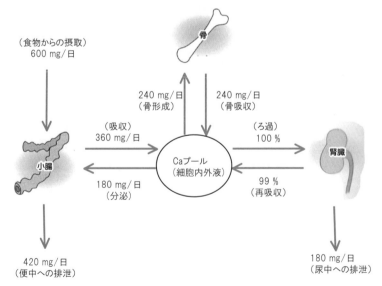

図2-2　生体内のカルシウム代謝

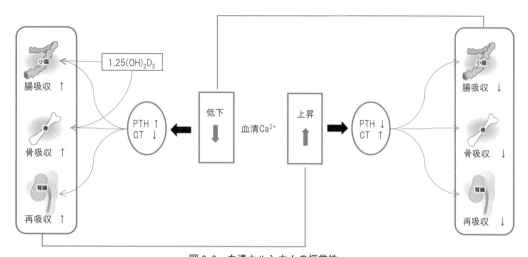

図 2-3 血清カルシウムの恒常性
PTH（副甲状腺ホルモン），CT（カルシトニン），1,25(OH)$_2$D$_3$（活性型ビタミンD）

昇すると，逆の反応が起きる。このような生体反応により，カルシウム
の摂取不足が続くと，骨からのカルシウム溶出が多くなり，骨中のカル
シウム量が減少する。

　通常，腸管からのカルシウム吸収は，上部消化管である十二指腸と小
腸で行われ，大腸の寄与は少ない。その吸収様式には，吸収上皮細胞の
中を通る能動輸送と，細胞間を通る受動輸送がある（図2-4）。能動輸
送は，細胞膜のカルシウム輸送担体（カルシウムトランスポーター
[CaT1]，カルシウム-ATPase[PMCA]）や細胞内のカルシウム結合タ
ンパク質（カルビンディン D$_{9k}$[CaB$_{9k}$]）を介して行われ，十二指腸や上

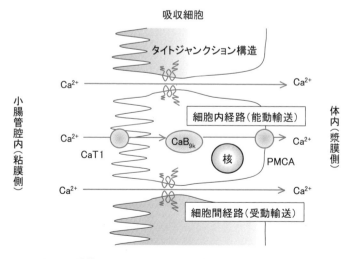

図 2-4 腸管でのカルシウム吸収機構（能動輸送と受動輸送）
CaT1: カルシウムトランスポーター1，CaB$_{9k}$：カルビンディン D$_{9k}$，PMCA: カルシウム-ATPase

部小腸で活性が高く，活性型ビタミン D 依存的である。CaT1 を介して管腔内のカルシウムを細胞内に取り込むときにエネルギーを使用するため，管腔内のカルシウム濃度が低くても，濃度勾配に逆らって吸収することができるが，管腔内のカルシウムが一定濃度以上になると，吸収速度は減速する。一方，受動輸送は，細胞間のイオンの通過を制御するタイトジャンクション経路を介し，大腸を含めた腸管全体で機能する。受動輸送は，管腔側と血液側とのカルシウム濃度勾配を必要とするが，能動輸送のように吸収速度が減速することはない。

2-1-3　カルシウムの沈殿形成を抑制する成分

食事由来のカルシウムの多くは，水に溶けにくい不溶性であるが，胃酸によってその多くが可溶化され，十二指腸，小腸へ移行して体内へ吸収される。しかし，膵臓から分泌される膵液や腸壁から分泌される腸液と混合されるため，小腸の下部へ進むほど，管腔内の pH が上昇し，カルシウムは徐々に不溶性の塩を形成する。そのため，小腸ではカルシウムが不溶性塩を形成する前に効率よくカルシウムを吸収しなければならない。このカルシウムの沈殿形成を抑制して可溶化状態を持続させることにより，腸管からのカルシウム吸収を高める食品成分として，カゼインホスホペプチド（CPP），ポリグルタミン酸（PGA），クエン酸リンゴ酸カルシウム（CCM）がある。これらを関与成分として含む特定保健用食品が認可されている。

$$\left(CO-CH_2-CH_2-\underset{\underset{NH}{|}}{\overset{\overset{COOH}{|}}{CH}}\right)_n$$
ポリグルタミン酸（PGA）

CPP は，高度にリン酸化された生理活性ペプチドであり，乳カゼインの部分消化産物として見い出され，乳中のカルシウムの吸収性が高い要因の 1 つとされている。工業的には，α-，β-カゼインをトリプシン処理することにより製造される。CPP の分子内には，リン酸化されたセリン残基（ホスホセリン）が集中して存在するペプチド配列が存在し，この部位は消化酵素による加水分解を受けにくい（表2-1）。マイナス荷電をもつリン酸基が，プラス荷電を帯びたカルシウムイオンとゆるく結合することにより，管腔内でのカルシウムの不溶化を防ぎ，腸管からのカルシウム吸収を促進する。1 分子の CPP は，約 100 分子のカルシ

表 2-1　カゼインホスホペプチド（CPP）の一次構造

由来	N末端から数えたアミノ酸残基	アミノ酸配列
α_{s1}-カゼイン	(59-79)	QMEAESISSSEEIVPNSVEEK
	(43-79)	DIGSESTEDQAMEDIKQMEAESISSSEEIVPNSVEEK
β-カゼイン	(1-25)	RELEELNVPGEIVESLSSSEESITR
	(1-28)	RELEELNVPGEIVESLSSSEESITRINK

アミノ酸は，1 文字表記で示した。
青で示したセリン残基は，リン酸化しているホスホセリンを示す。

ウムを可溶化することが *in vitro* におけるカルシウム可溶化試験におい
て示されている。閉経後骨粗鬆症モデルラットを用いた試験において，
CPP は腸管カルシウム吸収量を高めるとともに，骨中のカルシウム量
と骨強度を増加させた。また CPP は，腸管内での鉄の不溶化を抑制す
ることにより，鉄吸収も促進している（p. 82 コラムも参照）。

　PGA は，アミノ酸である L- グルタミン酸と D- グルタミン酸が 8:2 の
割合で，30 〜 5,000 個結合した直鎖状のポリペプチドである。いわゆる
納豆のネバネバ成分がその代表であり，特有の粘質性をもつ。遊離のグ
ルタミン酸は，2 つのカルボキシル基をもち，PGA 分子内ではグルタミ
ン酸 1 分子に 1 つのカルボキシル基がある。CPP と同様に，マイナス
の電荷をもつ PGA のカルボキシル基が，プラスの電荷を帯びたカルシ
ウムイオンとゆるく結合することによりカルシウムの沈殿を抑える。カ
ルシウム吸収能の低下した閉経後の女性を対象とした臨床試験では，カ
ルシウムと同時に PGA を摂取させると，カルシウム摂取のみの人に比
べて，カルシウムの吸収性が高まった。

　CCM は，食品の酸味料として利用されるクエン酸とリンゴ酸とカル
シウムを一定の比率で配合したものである。腸管内のカルシウムの可溶
性は，pH の変動，リン酸やシュウ酸の存在量に大きく影響されるが，
CCM はそれらの影響を受けにくく，腸管内で不溶化しにくいため，生
体での高い吸収率が期待できる。一般的なカルシウム素材の 1 つである
炭酸カルシウムと吸収性を比較したヒト臨床試験において，炭酸カルシ
ウムの吸収率が 25％程度であるのに対し，CCM のカルシウム吸収率は
約 35％であった。同様の結果が，動物試験でも確認されている。

2-1-4　大腸でカルシウム可溶化を促進する成分

　カルシウム吸収の大部分は，通常，小腸に依存し，大腸のカルシウム
吸収への寄与は低い。しかし，近年の研究により，小腸でのカルシウム
吸収が低下したとき，あるいは大腸内で可溶性カルシウムが増加したと
きには，大腸もカルシウム吸収に寄与することがわかってきた。大腸に
おいてカルシウムの可溶化を促進し，カルシウム吸収を高める成分とし
て，フラクトオリゴ糖（FOS）などの難消化性糖類がある。難消化性糖
類とは，ヒトの消化酵素による消化を受けない糖質と定義され，摂取さ
れた難消化性糖類は，そのままの形で大腸に到達し，腸内細菌によって
有機酸へ代謝される。その有機酸がカルシウムの可溶化を促進すること
により，カルシウム吸収を高める作用を示す。この作用は，発酵性の高
い難消化性糖類に広く認められる。FOS とラクトスクロース（乳果オ

> **word　有機酸**
>
> 　有機化合物の酸の総称。腸内細菌の発酵で産生するものの多くは，短鎖脂肪酸（酢酸，プロピオン酸，酪酸など），乳酸，コハク酸である。
>
> 　酢酸　　　　$CH_3\text{-}COOH$
> プロピオン酸　$CH_3\text{-}CH_2\text{-}COOH$
> *n*-酪酸　　　$CH_3\text{-}CH_2\text{-}CH_2\text{-}COOH$

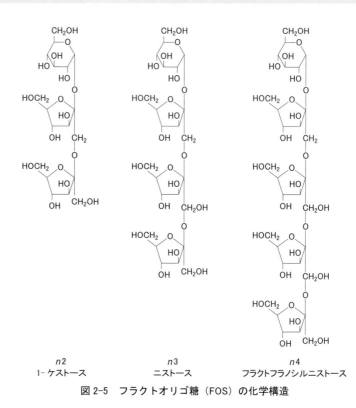

n2
1-ケストース

n3
ニストース

n4
フラクトフラノシルニストース

図 2-5　フラクトオリゴ糖（FOS）の化学構造

リゴ糖）を関与成分として含む食品が特定保健用食品（規格基準型）として認可されている。

　FOS は，スクロースに 1〜3 分子のフルクトースが結合したオリゴ糖であり（図 2-5），天然にはアスパラガス，ゴボウ，タマネギなどに含まれている。工業的には，スクロースにフルクトース転移酵素（フルクトシルトランスフェラーゼ）を作用させて製造される。CPP や CCM によるカルシウム吸収促進作用が主に小腸で認められるのに対し，FOS によるカルシウム吸収促進作用は，上述のとおり大腸で発揮されることが特徴である。胃切除患者では，胃酸によるカルシウムの可溶化ができず，カルシウム吸収不全に伴う骨疾患を引き起こすが，FOS は胃切除ラットのカルシウム吸収不全を抑制し，骨形成や骨強度の低下を回復させた。また，健康な若年女性を対象とした臨床試験においても，FOS の摂取はカルシウムの吸収を高めた。FOS によるカルシウム吸収促進作用のもう 1 つの機構として，有機酸が大腸上皮細胞の増殖を促すことやカルシウム輸送担体を増加させることも，動物実験において示されている。

　ラクトスクロース（乳果オリゴ糖）は，ラクトースとスクロースの部分構造をもつ三糖で，工業的にはスクロースとラクトースに β-フラク

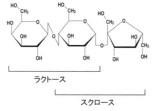

ラクトース

スクロース

ラクトスクロース（乳果オリゴ糖）

トフラノシダーゼを作用させて製造される。成長期のラットを用いた動
物試験において，ラクトスクロースの摂取はカルシウム吸収率，骨のカ
ルシウム含量や強度を高めた。また，健康な若年女性を対象とした臨床
試験において，長期間（〜60週間）のラクトスクロース摂取がカルシ
ウム吸収を高めた。

2-1-5　細胞間吸収経路を活性化する成分

　腸管カルシウム吸収様式の1つに，腸上皮細胞間を介する受動輸送が
ある。この細胞間経路のカルシウム吸収を促進する食品成分として，ジ
フラクトースアンハイドライドIII（DFAIII）が知られている。

　DFAIII は，フラクトース2分子が環状に結合した難消化性二糖類で
あり，工業的にはチコリに含まれる多糖類イヌリンにイヌラーゼIIを
作用させて製造される。DFAIII は，小腸と大腸の両方でカルシウム吸
収を促進するが，大腸での作用は，発酵産物である有機酸を介して発現
するもので，FOS による作用と類似する。一方，小腸では，DFAIII は
吸収上皮細胞に直接的に作用し，上皮細胞間の吸収経路を活性化するこ
とにより，カルシウム吸収を促進する。ラットの小腸を用いた試験にお
いて，DFAIII によるカルシウム吸収促進と細胞間経路の活性化に強い
正の相関があった。また臨床試験では，カルシウムと同時に DFAIII を
摂取させると，カルシウムのみを摂取したヒトに比べ，摂取後2時間以
内に，より高い尿中カルシウム排泄量（＝カルシウム吸収量）が認めら
れた。

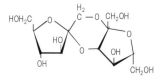

ジフラクトースアンハイドライド III
（DFAIII）

2-2　血糖上昇抑制成分

2-2-1　血糖上昇抑制成分の意義

　「平成19年度国民健康・栄養調査の概要」（厚生労働省）によると，「糖
尿病が強く疑われる人と糖尿病の可能性を否定できない人」は，約
2110万人で過去最高を更新し，その後も増加傾向にある。糖尿病は，
血中グルコース濃度が適正値よりも高い状態を示す疾患であり，メタボ
リックシンドロームの危険因子の1つで，放置すれば心血管疾患を引き
起こすリスクが高まる。日本糖尿病学会が策定した糖尿病診断基準とし
て，空腹時血糖値が 126 mg/dL 以上あるいは 75g グルコース負荷2時間
後血糖値が 200 mg/dL 以上，加えて HbA1c が 6.5%以上で糖尿病と診断
される（図2-6）。また，空腹時血糖値が 110 〜 126 mg/dL あるいはグ
ルコース負荷2時間後血糖値 140 〜 200 mg/dL に該当する人は，指導が

> **word**　HbA1c
> 　赤血球のヘモグロビン（Hb）
> とグルコースが結合した糖化ヘ
> モグロビンのことである。ヘモグ
> ロビンの半減期が1〜2か月程度で
> あるため，過去1〜2か月の血糖
> 値の状態をよく反映する。

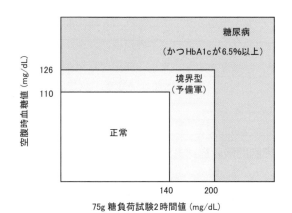

図 2-6　糖尿病の診断基準（日本糖尿病学会）

必要と考えられる境界型，すなわち糖尿病予備群である。

　糖尿病は，血液中のグルコースの組織への取り込みを刺激するインスリンの分泌低下やインスリンに対する感受性の低下によって引き起こされる。その発症の要因によって分類すると，「1 型糖尿病」，「2 型糖尿病」，「妊娠糖尿病」，「その他の糖尿病」に分けられる。「1 型糖尿病」は，自身の免疫細胞がインスリンを分泌している膵臓のランゲルハンス島 β 細胞を破壊してしまう自己免疫疾患であることが多いが，それ以外の突発性のものもあり，インスリンの分泌量そのものが絶対的に不足する病態である。日本での症例は少なく，糖尿病患者全体の 1 〜 3%である。

　一方「2 型糖尿病」は，遺伝的な因子に運動不足やエネルギー過多などの環境因子（生活習慣）が加わって発症すると考えられている。「2 型糖尿病」では，インスリンは分泌されるが，インスリンが作用する組織（筋肉，肝臓，脂肪細胞など）でインスリンが効きにくくなり（インスリン抵抗性），高血糖を引き起こす。日本で認められる糖尿病患者の 90%以上は「2 型糖尿病」であり，「2 型糖尿病」では，薬やインスリン注射による治療を行う前に，まずは食事療法，運動療法による予防や治療が効果的である。

　また「妊娠糖尿病」は，妊娠期に糖代謝異常が起きる病態で，妊娠によるホルモンバランスや代謝の変化により発症する。「その他の糖尿病」は，インスリン分泌や作用に関連する遺伝子異常によるもの，他の疾患，病態に伴うものに分類されている。このような観点から，特に「2 型糖尿病」の予防において，日常的に摂取できる食品成分により，過度の血糖上昇を抑制することは効果的である。

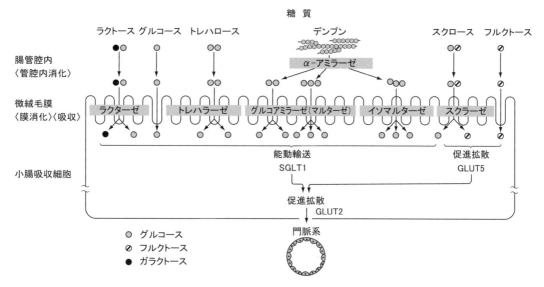

図 2-7　糖質の消化・吸収

SGLT1：Na/D-グルコース共輸送担体 1，GLUT：グルコース単輸送担体

2-2-2　糖質の消化・吸収とグルコース代謝

　ヒトは食物に含まれる様々な糖質を摂取するが，その大部分はデンプン（多糖類）とスクロース（ショ糖：二糖類）である。糖質の消化過程は，管腔内で起こる管腔内消化と腸上皮細胞の微絨毛膜表面で起こる膜消化の 2 段階に分けて考えられる（図 2-7）。管腔内消化に関与する消化酵素は，だ液や膵液に含まれる α - アミラーゼである。α - アミラーゼは，グルコースの重合体であるデンプンを消化し，マルトース，マルトトリオースなどの少糖類を産生するが，グルコースはほとんど産生されない。これら部分消化産物やスクロースは，膜酵素 α - グルコシダーゼ（マルターゼ，スクラーゼ・イソマルターゼ複合体など）による膜消化を受け，単糖（グルコース，フルクトースなど）へと終末消化される。産生した単糖は，吸収上皮細胞膜に発現している糖輸送担体によって速やかに細胞内へ取り込まれ，血液中へ放出され，肝臓へ送られる。その後，血液を介して全身に送られ，各組織のエネルギー源として利用され，余分なグルコースは肝臓と筋肉でグリコーゲンとして，脂肪組織では中性脂肪に変換されて貯蔵される。

　したがって，適正な血糖値を維持するためには，①糖質の消化・吸収を緩慢にし，食後高血糖を防ぐこと，②インスリン感受性を改善し，各組織（特に筋肉）による血液中グルコースの取り込みを増大させ，肝臓からのグルコースの放出を抑えること，③インスリン分泌を刺激すること，などが必要となる。これらを満たす薬剤は種々開発されている

> **word　糖輸送担体**
>
> 　細胞膜に発現し，細胞内外へ単糖を輸送するタンパク質のこと。消化管上皮細胞では，刷子縁膜側に SGLT1 と GLUT5，漿膜側に GLUT2 が発現し，糖の吸収を担っている。SGLT (Sodium-dependent glucose transporter) は，ナトリウムとともにグルコースを輸送し，GLUT はグルコースのみを輸送する。

が，血糖上昇抑制を目指した食品成分は，①の範疇のものがほとんどである。

2-2-3　α-アミラーゼを阻害する成分

　摂取されたデンプンは，だ液や膵液に含まれるα-アミラーゼ，吸収上皮細胞に発現しているα-グルコシダーゼによってグルコースまで分解され，細胞内に取り込まれて血液中に放出される。そのため，このα-アミラーゼ活性を阻害することにより，急激な血糖値の上昇を抑制する食品成分として，グァバ由来のポリフェノールや小麦由来のアルブミンがある。これらを関与成分として含む食品が特定保健用食品として認可されている。

　グァバは，フトモモ科バンジロウ属の常緑樹であり，熱帯と亜熱帯地方に広く自生する。グァバ葉抽出物のポリフェノールは，分子量5,000〜50,000のタンニン重合体であり，高いα-アミラーゼ阻害活性をもち，併せてマルターゼやスクラーゼを阻害する活性も示す。α-アミラーゼ活性阻害により，糖質の吸収を緩慢にし，インスリン分泌量も抑えられることから，肥満や糖尿病予防効果が期待できる。臨床試験において，

word　ポリフェノール

　分子内に複数（ポリ）のフェノール性ヒドロキシ基（ベンゼン環，ナフタレン環などの芳香環に結合したヒドロキシ基）をもつ植物成分の総称である（p.62およびp.69参照）。植物界に広く分布し，果実，野菜，茶などに多く含まれる。4,000種類以上が同定されている。

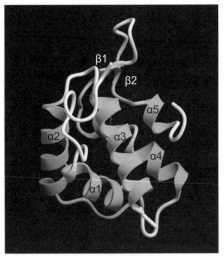

SGPWMCYPGQAFQVPALPACRPLLRLQCNGSQVPEAVLRDCCQQLAHISE
WCRCGALYSMLDSMYKEHGAQEGQAGTGAFPRCRREVVKLTAASITAVCR
LPIVVDASGDGAYVCKDVAAYPDA

図 2-8　小麦由来のアルブミンに含まれる 0.19-インヒビターの構造

グァバ抽出物と一緒に米飯を食べると，米飯のみを食べたときに比べて血糖値の上昇が抑えられた。また，糖尿病予備群と軽度糖尿病患者に12週間，グァバ抽出物を摂取させると，空腹時の血糖値，インスリン濃度，HOMA-IR が改善した。

小麦の水溶性タンパク質であるアルブミンには，α-アミラーゼ阻害活性があり，その活性物質は，0.19-, 0.28-, 0.36-, 0.53-インヒビターと名付けられたポリペプチドで，なかでも 0.19-インヒビター（図 2-8）が主要な成分である。臨床試験において，小麦由来のアルブミンスープと一緒に米飯を食べると，米飯のみを食べたときに比べて血糖値とインスリンの上昇が抑えられた。また，2 型糖尿病患者に小麦由来のアルブミンスープを継続的に摂取させると，摂取開始から 2 か月目以降で空腹時の血糖値と HbA1c の改善がみられた。

word HOMA-IR（Homeostasis model assessment-insulin resistance）

インスリン抵抗性指数のこと。インスリン抵抗性の有無を示す指標の 1 つで，［空腹時の血中インスリン濃度（μ U/mL）× 空腹時血糖値（mg/dL）/ 405］という式で算出される。

2-2-4　α-グルコシダーゼを阻害する成分

スクロースやα-アミラーゼによる管腔内消化を受けて産生したデンプン部分分解産物は，2 つのα-グルコシダーゼ（マルターゼ，スクラーゼ・イソマルターゼ複合体）の共同作用によって，速やかに終末消化を受ける。このα-グルコシダーゼ活性を阻害することにより，デンプンやスクロースの消化と吸収を抑え，急激な血糖値の上昇を抑制する食品成分として，豆鼓エキスと L-アラビノースが特定保健用食品に認可されている。

豆鼓エキスは，大豆を蒸して麹で発酵させた豆鼓の水抽出物であり，マルターゼとスクラーゼ・イソマルターゼ複合体の両方に対する阻害活性を示す。ただし，スクラーゼ・イソマルターゼ複合体に比べてマルターゼに対する阻害作用は弱い。臨床試験において，豆鼓エキスと一緒にスクロースあるいは米飯を摂取すると，豆鼓エキスを飲まない被験者に比べて，血糖値とインスリン濃度の上昇が抑えられた（p.29 参照）。

L-アラビノースは，五単糖の 1 つであり，植物の細胞壁やゴム質を構成する多糖類（アラビノキシラン，アラビノガラクタンなど）の構成成分である。L-アラビノースは，スクラーゼを不拮抗阻害することが知られており，スクロースによる血糖値上昇を抑える。ただし，α-アミラーゼやマルターゼに対する阻害活性がないことから，デンプンによる血糖値上昇に対する抑制効果はない。

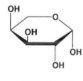

L-アラビノース

2-2-5　糖輸送担体を阻害する成分

管腔内消化と膜消化によって産生したグルコースやフルクトースなど

の単糖は，吸収上皮細胞膜の糖輸送担体により細胞内に取り込まれる。グルコース輸送担体（SGLT1）のはたらきを阻害することにより，食後の血糖上昇を抑える機能性食品成分として，難消化性デキストリンが特定保健用食品に認可されている。難消化性デキストリンとは，ヒトの消化酵素による分解を受けにくいデキストリンの総称で，水溶性食物繊維の一種である。工業的には，加熱処理したデンプンをアミラーゼで加水分解し，未分解物より難消化性成分を分取し，脱塩，脱色，精製の工程を経て製造される。臨床試験において，スクロースやデンプンを経口負荷する前に，難消化性デキストリンを摂取しておくと，血糖値とインスリンの上昇が抑えられた。また，耐糖能異常を引き起こす高スクロース食を与えたラットにおいて，難消化性デキストリンの同時摂取が耐糖能を改善した。

2-2-6　胃排出を遅延する成分

摂取された糖質は，他の食品成分とともに胃内で撹拌された後，十二指腸，そして小腸へ排出され（胃排出），消化・吸収される。この胃排出速度が緩やかになれば，糖質の消化・吸収速度も緩慢になり，急激な食後の血糖上昇を抑えることができる。グァーガムやペクチンのような高粘性の水溶性食物繊維は，この胃排出速度を緩やかにする作用がある。2型糖尿病患者を対象とした臨床試験において，グァーガムとペクチンとともに米飯を摂食すると，対照食を摂取した場合に比べて，血糖値とインスリン濃度の上昇が抑えられた。

2-3　抗肥満および脂質異常症の予防改善作用成分

2-3-1　肥満と脂肪組織

肥満は，過剰に摂取したエネルギーが消費されることなく体内に脂肪として蓄積し，体重が増加した状態である。その脂肪を貯め込んでいるのは脂肪細胞であり，皮下や内臓周囲に脂肪組織を形成している。

基本的に，生物は常に飢餓と隣り合わせの状態で，その生命をはぐくんできた。飢えに耐え，次の食物にありつけるまで身体や生命を維持するために，ある程度のエネルギー源を体内に貯蔵することは不可欠の機能として身につけた。グリコーゲンは，筋肉や肝臓に水和された状態で蓄積されているため，その分だけスペースや重量が増加する。一方，中性脂肪（トリアシルグリセロール：TG）は非極性物質なので無水物として貯蔵でき，同重量で比較すると水和したグリコーゲンの6〜7倍も

word　グァーガムとペクチン

グァーガムは，インド原産の豆科植物グァーの種子胚乳部分より得られる多糖で，水溶性食物繊維の1種である。マンノースとガラクトースが2：1の割合で構成されるガラクトマンナン多糖で，水に溶解すると強い粘性を示す。

ペクチン質は，植物の細胞壁などを構成する多糖類で食物繊維の1つである。水溶性で高い粘性を示すが，カルシウムと結合すると水に難溶性となる。一般的に，D-ガラクツロン酸からなる主鎖の所々にL-ラムノースが挿入された構造をもち，さらにラムノースが多い部位にはアラビノースやガラクトースなどを含む側鎖が結合し，高度に分岐している。

のエネルギーを蓄えている。TG は効率的なエネルギー貯蔵形態であるがゆえに，我々の身体は過剰なエネルギーがあれば，飢餓に備えた機序として積極的に TG を脂肪細胞に貯蔵する。

　脂肪細胞は肝臓などで合成された TG もしくは血中の遊離脂肪酸から自身で合成した TG を蓄積していく。空腹時にはこの TG が分解され，脂肪酸として血中に放出されることで，筋肉など他の組織がエネルギー源として利用する。しかし，栄養過多の状態では，過剰なエネルギーは TG として脂肪細胞に蓄積されて，脂肪細胞は肥大していく。脂肪細胞を顕微鏡で見ると，その細胞質の大半は脂肪滴とよばれるリン脂質からなる膜で区切られた細胞小器官で満たされており，核やミトコンドリアなどはわずかに残った細胞質に押しやられている（図 2-9）。この脂肪滴が細胞内の TG の貯留場所であり，TG を貯め込むことで脂肪滴が大きくなって脂肪細胞が肥大していく。しかし，いくら過剰のエネルギーがあっても脂肪細胞は際限なく肥大するわけではない。1 つの脂肪細胞の肥大には限度があり，それを超える前後から脂肪細胞は分裂しはじめ，その後は脂肪組織を増大させていく。

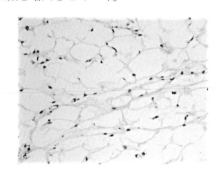

図 2-9　脂肪細胞の形態的特徴　豚の皮下組織中の脂肪組織（110 倍）
細胞質の大半は脂肪滴に満たされ，核は隅に追いやられている。

　脂肪組織には，白色脂肪細胞からなる白色脂肪組織と褐色脂肪細胞からなる褐色脂肪組織がある。肥満の元凶である脂肪組織の増大は，白色脂肪組織によるものである。褐色脂肪細胞は脂肪の蓄積が役割ではなく，脂肪を燃焼することによって熱を産生し，特に乳幼児などで体温の維持に寄与している。脂肪細胞は交感神経支配を受けており，交感神経末端から分泌されるノルアドレナリンに反応する。白色脂肪細胞はノルアドレナリン刺激によって蓄積した TG を分解し，脂肪酸として血中に放出する。一方，褐色脂肪細胞では脂肪酸の好気呼吸によって生じる ATP の合成を阻害することで，ATP の産生なしに熱だけを発生するメカニズムを有している。具体的には，脱共役タンパク質（UCP：uncoupling protein）1とよばれる H^+ チャネルタンパク質をミトコンドリア内膜に配置し，電子伝達系で ATPase の駆動力となるマトリクスと膜間腔の H^+ 濃度勾配を消失させることによって ATP 産生のみを阻害し，クエン酸回路や電子伝達系（好気呼吸）の代謝経路により熱を産生する。

　一方，肥満時に増大する白色脂肪組織として，皮下脂肪と内臓脂肪が重要になってくる。女性に多くみられるのは皮下脂肪型の肥満で，臀部から大腿部にかけての皮下において脂肪組織が増大し，下半身が太ることから体型が洋ナシ型となる。それに対して男性で多いのは，おもに内臓脂肪が蓄積し，腹部が出っ張ったリンゴ型体型の肥満である。両者とも増大するのは白色脂肪組織であり，細胞の形態などに大きな差は認められていないが，その性質は見た目以上に異なっている。メタボリックシンドロームの発症には単純な肥満の程度ではなく，この脂肪の蓄積部位が重要で，皮下脂肪よりも内臓脂肪が深く関与している。脂肪組織は飢餓に備えて脂肪を蓄積するだけの貯蔵庫のように思えるが，実際は脂肪組織がレプチン，アディポネクチン，腫瘍壊死因子（TNF）-α といった生理活性物質を分泌し，メタボリックシンドロームの発症に大きく関与している。脂肪組織は単に TG を蓄積する受動的な組織ではなく，むしろ内分泌器官として能動的に作用して，体内のエネルギー代謝をコントロールする要因として機能している。

> **word　メタボリックシンドローム**
> 肥満，特に内臓脂肪蓄積が共通基盤として存在し，脂質異常症（高脂血症），糖尿病，高血圧などの生活習慣病が合併した病態を，メタボリックシンドロームという。

2-3-2　肥満とメタボリックシンドローム発症の分子メカニズム

　肥満が，なぜ脂質異常症（高脂血症），糖尿病，高血圧などの生活習慣病を誘発し，メタボリックシンドロームへと進展していくのかについては，アディポサイトカインとよばれる脂肪組織から分泌される生理活性物質の分泌パターンの変化が大きな鍵となる。脂肪細胞が肥大すると，一部のアディポサイトカインが分泌過剰となり，あるアディポサイトカインは分泌低下するといった正常とは逆の変化が現れる。この分泌パターンの変化がインスリン抵抗性を惹起し，インスリン感受性低下による高血糖と高インスリン血症を誘導する。

　正常な脂肪細胞は，視床下部の満腹中枢刺激による食欲抑制や，交感神経刺激による脂肪分解促進作用を示すレプチンや，糖の取り込みや脂肪酸燃焼を促進するアディポネクチンの分泌が優位となっている。一方，肥大した脂肪細胞では TNF-α，単球走化活性因子（MCP）-1，さらにはレプチンといったアディポサイトカインや遊離脂肪酸（FFA）が過剰分泌され，アディポネクチンの分泌が大幅に低下してくる（図2-10）。以下，これらのアディポサイトカインが，インスリン抵抗性を惹起する分

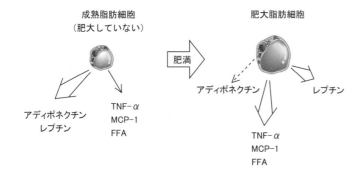

図 2-10　成熟脂肪細胞と肥大脂肪細胞
肥大した脂肪細胞はさらに肥満を促進するだけでなく，メタボリックシンドロームも誘発する

子メカニズムについて述べる。

（1）アディポネクチン

成熟した正常な脂肪細胞から優位に分泌され，肥大脂肪細胞では分泌量が大幅に低下し，その血中濃度は BMI と逆相関する。

アディポネクチンが細胞の受容体に結合すると，リン酸化酵素の一種であるアデノシン一リン酸キナーゼ（AMPK）が活性化する。AMPK は細胞のグルコース輸送体（GLUT）4 の細胞膜への移行を促進し，グルコース取り込みを向上させる（図 2-11 ①，②）。さらに，AMPK は脂肪酸のβ酸化を触媒するアシルコエンザイム A（アシル CoA）オキシダーゼを活性化させたり（図 2-11 ①，③），脂肪酸合成の原料かつβ酸化の抑制物質であるマロニル CoA が，アセチル CoA から合成するアセチル CoA カルボキシラーゼを不活化させたりする。これらの作用により脂肪燃焼が促進され，エネルギー消費が増加することで，インスリン抵抗性を改善し肥満を抑制する。

（2）レプチン

正常な脂肪細胞から分泌され，視床下部の満腹中枢を刺激することで，食欲を抑制する（図 2-11 ④）とともに，視床下部を介した交感神経刺激によって，交感神経末端からのノルアドレナリン分泌を促進する。ノルアドレナリンは白色脂肪細胞に作用するとβ3 受容体を介してアデニル酸シクラーゼを活性化し，細胞内の環状アデノシン一リン酸（cAMP）濃度上昇によりホルモン感受性リパーゼを誘導して TG を分解する（図 2-11 ⑤〜⑦）。TG の分解により生じた遊離脂肪酸は，褐色脂肪細胞で燃焼されたり，筋肉などでエネルギー源として利用されることで，肥満が抑制されている。一方，肥大脂肪細胞からもレプチンは分泌されるが，肥満を解消するために，一段と分泌量が増加した状態になる。高濃度の

word　BMI

Body Mass Index の略で，体格指数ともよばれる。肥満度を表す指標で，［体重（kg）÷身長（m）^{2}］で求める。日本肥満学会では，BMI が 25 以上を肥満と定義し，BMI が 22 を標準体重としている。

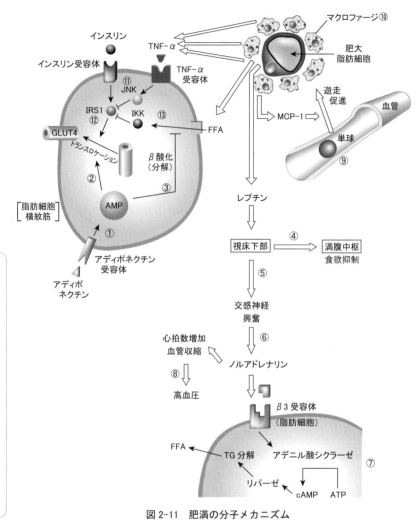

図 2-11　肥満の分子メカニズム

レプチンが作用し続けると，満腹中枢刺激作用に耐性が生じるため，食欲を抑制することができずに肥満がさらに進行する。しかし，交感神経刺激作用は維持されるので，過剰なノルアドレナリンによる心拍動数の増加や血管収縮作用による血圧上昇（図 2-11 ⑤，⑥，⑧），過剰に放出された遊離脂肪酸が肝臓で TG に合成され血中へ放出される高トリアシルグリセロール血症や高低比重リポタンパク質コレステロール血症といった，いわゆる脂質異常症の常態化を引き起こす。

（3）TNF-α

肥大した脂肪細胞は TNF-α を分泌するが，その周囲に集積するマクロファージも大量の TNF-α を分泌する。このマクロファージは，肥大脂肪細胞が分泌する MCP-1 によって血中から脂肪組織に遊走させられた単球に由来する（図 2-11 ⑨，⑩）。TNF- α が細胞の受容体に作用す

ると，c-Jun N 末端キナーゼ（JNK）とよばれるリン酸化酵素が活性化し，インスリン受容体によってリン酸化されるインスリン受容体基質（IRS）1 タンパク質を異なる部分でリン酸化し，それ以降のシグナル伝達経路を阻害する。この経路は，細胞のグルコース取り込みに関わる輸送タンパク（GLUT）4 の細胞膜への移行を促進しているため，細胞はグルコースを取り込むことができなくなり，インスリンがいくら分泌されても高血糖を解消できなくなる（図 2-11 ⑪，⑫）。

（4）遊離脂肪酸

レプチンの過剰分泌によって肥大脂肪細胞から放出された遊離脂肪酸は，高脂血症の要因になるだけでなく，インスリン抵抗性を惹起する細胞内シグナル分子としても機能する。細胞内に取り込まれた遊離脂肪酸はプロテインキナーゼ C を活性化し，それが IκB キナーゼ（IKK）とよばれる別のキナーゼを活性化する。IKK は前述の JNK 同様，IRS1 タンパクを異なる部分でリン酸化することでインスリン受容体による正常なリン酸化を阻害し，GLUT4 によるグルコースの取り込みを抑制する（図 2-11 ⑬）。

このように，非肥満時の正常な脂肪細胞では，インスリン感受性を維持すべく，アディポネクチンやレプチンの分泌が優位となっている。一方，肥満時には肥大した脂肪細胞の TNF-α，レジスチン，MCP-1 の分泌が優位になり，レプチンの過剰分泌も加わって，様々な経路からインスリン抵抗性を惹起する。つまり，肥満によるインスリン抵抗性とレプチン抵抗性の増悪が，高血糖による糖尿病，脂質異常症，高血圧を誘発し，それらが合併してメタボリックシンドロームへと進行していく。

---**コラム：肥満と倹約遺伝子**---

倹約遺伝子とは，「エネルギーを使わずに貯め込むための遺伝子」のことである。動物は飢餓に直面してもしばらくは生きていけるようにエネルギーを脂肪として蓄積している。そこで，脂肪の蓄積に関与する遺伝子は，エネルギーを無駄使いせず，脂肪を貯め込むことから，倹約遺伝子とよばれている。我々がおかれている今日の飽食の時代では飢餓に直面することは少なく，倹約遺伝子はどちらかと言えば "肥満遺伝子" という認識になる。

脂肪細胞が脂肪を貯め込むようになるには，前駆細胞から成熟脂肪細胞に分化する必要がある。その分化に重要な役割を果たしているのが転写因子のペルオキシゾーム増殖剤活性化受容体（PPAR：peroxisome proliferator-activated receptor)-γ であり，リパーゼや脂肪酸輸送体タンパク質などの遺伝子の転写促進により脂肪酸を脂肪細胞内へ貯め込むように作用する。このはたらきが，倹約遺伝子の本来の機能である。我々日本人の 4％に，この PPARγ の12 番目のプロリンがアラニンに置き換わる変異が見つかっており，変異型では標的遺伝子の転写促進能力が低下し，脂肪細胞に脂肪を蓄積しにくくなる。実際，変異型の人は BMI も低く，糖尿病の発症率も低いことが報告されており，肥満にはなりにくい。

2-3-3　脂質異常症

　肥満から脂質異常症に至るメカニズムは前述の通りであり，主に低比重リポタンパク質(LDL)コレステロール血症と高トリアシルグリセロール血症が問題となる。これら脂質異常症の長期にわたる持続は動脈硬化を引き起こし，心筋梗塞や脳卒中といった生命に関わる重篤な疾病を引き起こす原因となる。

　コレステロールは，高脂血症の要因として悪者に捉えられがちだが，実は細胞膜の構成成分，ステロイドホルモンや胆汁酸の原料として生体内で重要な役割を担っている。我々が腸から吸収するコレステロールの8割近くは胆汁酸として肝臓から腸管内に分泌されたものであり，2割程度が食事由来である。このコレステロールの再吸収・再利用と肝臓での生合成によって，コレステロールの必要量が確保されている。

　小腸の粘膜上皮から吸収されたTGやコレステロールはリンパや血液中を移動するが，脂質は不溶性のため，そのままでは血中に溶け込むことはできない。そのために脂質の運搬役であるリポタンパク質というミセル様の球状粒子をつくり，血中に溶け込んでいる。リポタンパク質にはカイロミクロン，超低比重リポタンパク質(VLDL)，中間比重リポタンパク質(IDL)，低比重リポタンパク質(LDL)，高比重リポタンパク質(HDL)があり，用途や比重が異なる。

　食事由来のコレステロールやTGはまずカイロミクロンに取り込まれ，肝臓まで輸送される。代謝を受けたコレステロールやTGは，VLDLに取り込まれて筋肉など体内の組織に供給される。その過程でTGが減少するにつれ，リポタンパク質はIDL, LDLと小さくなっていく。LDLは肝臓で回収され，LDL中のコレステロールは再利用されるが，一部のLDLは他の細胞にも取り込まれる。

　しかし，肝臓以外の組織でコレステロールを分解することはできないので，各組織に蓄積したコレステロールはHDLによって回収され，IDLやLDLにコレステロールを受け渡すか，直接，肝臓に輸送する。HDLはよく“善玉コレステロール”とよばれるが，それは不要なコレステロールを回収してくれるはたらきから名づけられた。さらにコレステロール量が増加したLDLは通常，肝臓に回収されるので何の問題もない（図2-12，表2-2）。

　肥満症では食事由来の大量に吸収された脂質と肥大脂肪細胞から分泌される遊離脂肪酸の処理のために肝臓はパンク状態となり，LDLが血中に滞るようになる。行き場を失ったLDLは，動脈の中でも比較的太い大動脈や心臓の冠動脈，脳動脈などの内表面に付着する。この時に高

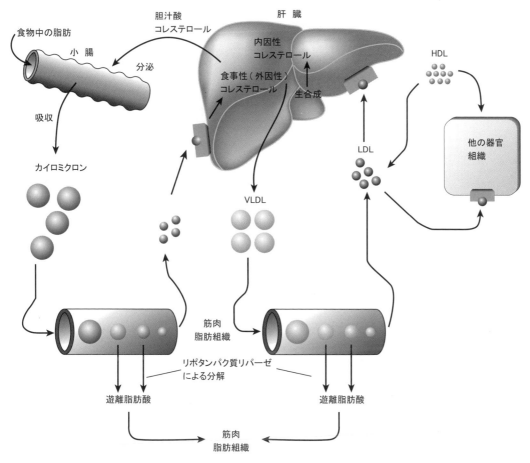

図2-12　リポタンパク質によるコレステロールや中性脂肪（TG）の輸送（略語は表2-2を参照）

表2-2　リポタンパク質のコレステロールおよびTG含量

リポタンパク質	密度	大きさ(nm)	TG量（%）	コレステロール量（%）
カイロミクロン	＜0.95	75〜1200	84〜89	3〜5
超低比重リポタンパク質（VLDL）	＜1.006	30〜80	50〜65	10〜15
中間比重タンパク質（IDL）	1.006〜1.019	25〜35	22	30
低比重タンパク質（LDL）	1.019〜1.063	18〜25	7〜10	35〜40
高比重タンパク質（HDL）	1.063〜1.210	5〜12	3〜5	12

　血圧や糖尿病などによる血管壁への負担や損傷があると，LDLは血管の内膜（血管内皮細胞の内側）にまで侵入し，コレステロールを蓄積してしまう（図2-13）。このような作用からLDLは"悪玉コレステロール"とよばれている。

　コレステロールが内膜に蓄積した病態がアテローム性動脈硬化であり，次第にコラーゲンなどの繊維分も加わって内膜が厚く硬く隆起し，

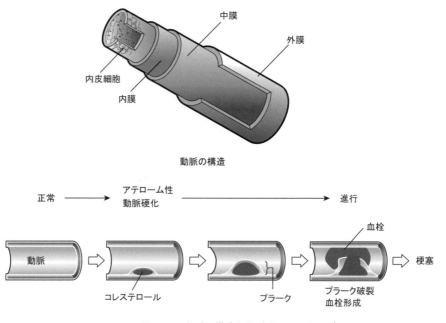

図 2-13　動脈の構造と動脈硬化のメカニズム

ついには破裂して血栓が形成されて血管を閉塞する。心臓に酸素や栄養を運ぶ冠動脈に硬化が起こると，血液の流れが滞り，心筋が血液不足に陥る虚血性心疾患（狭心症や心筋梗塞）を引き起こす。

　一方，脳で動脈硬化が起こった場合は脳梗塞となり，硬くもろくなった血管が破れて，脳出血を引き起こすこともある。このように脳の血管の障害が原因となって脳が正常にはたらかなくなる状態が脳卒中である。動脈硬化は生命の維持に不可欠な臓器への酸素や栄養素の供給を絶ち，生命を脅かすこともある。

2-3-4　食品中の抗肥満成分および抗脂質異常症成分

　特定保健用食品として認可を受けている食品および食品中成分には，肥満および脂質異常症の予防または改善作用を示すものが含まれている。それらは，「血糖値が気になる方に適する食品」，「コレステロールが高めの方に適する食品」，「食後の血中の中性脂肪を抑える食品」，「体脂肪がつきにくい食品」に分類されているが，それらに関与する代表的な作用機序は，①糖の吸収を阻害する，②糖を分解する酵素を阻害する，③脂質の吸収を阻害する，④肝臓における脂質代謝を改善する，という内容である。つまり，糖または脂質の吸収もしくは分解酵素の阻害により過剰なエネルギーが体内に吸収されるのを抑制するか，もしくは，体内に吸収してしまった過剰なエネルギーを蓄積させずに積極的に利用

するという作用である。以下，実験室レベルでの作用メカニズムに関する報告やヒトでの臨床試験がなされている知見について述べる。

(1)　糖の吸収を阻害する食品成分

難消化性デキストリン　デキストリンは，グルコースが多数重合したデンプンとグルコース2分子が結合したマルトースの中間のような多糖類で，各種アミラーゼ異性体により容易に分解されるので消化，吸収性に優れている。このデキストリンに塩酸を加えて加熱し，α-アミラーゼやグルコアミラーゼによって分解した後に残る難消化性の分子が難消化性デキストリンであり，平均分子量は1,600である。デキストリンのグルコース分子はα-1,4結合によってポリマーを形成しているが，難消化性デキストリンではその生成過程でα-1,6，β-1,2，β-1,3，β-1,6結合が形成され，複雑に分枝した構造をもつので，これが難消化性を生み出している。

唾液や膵液中に含まれるα-アミラーゼがα-1,4結合を切断することで，より小さな多糖分子やマルトース，グルコースを生成する。小腸では上皮細胞の膜酵素であるα-グルコシダーゼがα-1,4結合を，グルコアミラーゼがα-1,4，α-1,6結合を，デキストリナーゼがα-1,6結合をそれぞれ切断し，吸収可能なグルコースに分解していく。しかし，難消化性デキストリンはグルコース分子が重合しているにもかかわらず，β-1,2，β-1,3結合の切断が進まず，高分子状態が維持されている。ラットの小腸を用いた実験では，難消化性デキストリンが存在することでグルコースの吸収は抑制されるが，スクラーゼなどの糖加水分解酵素の阻害はなされない。

(2)　糖を分解する酵素を阻害する食品成分

豆豉エキス（とうち）　豆豉は，大豆に塩を加え麹菌によって発酵させたアミノ酸を多く含む中国の伝統食品である。この豆豉から抽出されたエキスには，ラットや糖尿病モデルマウスにおける血糖値の上昇抑制作用があり，ヒトでも数ヶ月の摂取により血糖値が有意に低下したという報告がある。その作用メカニズムは，α-グルコシダーゼ活性の阻害である。α-グルコシダーゼは消化酵素の1つであり，小腸の上皮細胞の膜表面に結合した形で存在する。その役割は，マルトースやスクロースなどの二糖類やデンプンなどの多糖類のグリコシド結合（単糖同士の結合）の切断であり，単糖に分解されることで糖類の粘膜上皮細胞における体内への吸収を可能にしている。豆豉エキス中の成分はα-グルコシダーゼ活性を阻害し，少糖や多糖類の消化，吸収を抑制することで血糖値の低下作用を示す（p.19参照）。

一方，唾液や膵液に含まれるグリコシド結合を切断するα-アミラーゼについては，豆鼓エキスによる抑制作用は認められていない。

(3) 脂質の吸収を阻害する食品成分

植物ステロール　　植物にも，ヒトや動物でのコレステロールと同様のはたらきをする独自のステロールが存在し，植物ステロールまたはフィトステロールとよばれている。植物ステロールにはいくつかの種類があり，代表的なものにβ-シトステロールやスティグマステロールがある。いずれもコレステロールと同様にステロイド核をもつ。β-シトステロールはコレステロールに類似した構造で，コレステロールの24位炭素から2炭素分が枝分かれしている。

そのため，消化管内で脂質の消化を助ける胆汁酸と植物ステロールが結合し，胆汁酸ミセル中に取り込まれる。胆汁酸ミセル中には，TGの分解産物であるモノアシルグリセロールや脂肪酸，リン脂質，カロテノイドなどの脂溶性物質が含まれ，コレステロールのみを際限なく取り込むわけではない。その結果，植物ステロールとコレステロールが胆汁酸ミセルを奪い合い，体内に吸収されるコレステロールが減少すると考えられている。β-シトステロールとその分子中の二重結合が飽和化されたβ-シトスタノールは，ヒトにおいてランダム化比較試験が複数行われており，高コレステロール血症患者において，数週間のβ-シトステロールあるいはβ-シトスタノールの摂取によってLDLコレステロール値が低下したが，一方，HDLコレステロール値は影響を受けなかった。

(4) 肝臓における脂質代謝を改善する食品成分

エイコサペンタエン酸（EPA）　　EPAは，二重結合を5つもった炭素数20の多価不飽和脂肪酸で，魚類の脂質に多く含まれている（p.88参照）。メチル基末端から3番目の炭素に二重結合をもつω3脂肪酸の1つで，同じくω3脂肪酸で必須脂肪酸であるリノレン酸から生合成される。ヒトを含め，動物には，カルボキシル基から10以上離れた炭素に二重結合を導入する酵素がなく，他の脂肪酸から合成することができないため，広義にはEPAも必須脂肪酸の範疇になる。EPAの作用メカニズムは，肝臓でのTGおよび超低比重リポタンパク質を構成するリポタンパク質の生合成を抑制することで，肝臓からのTGの放出を抑制し，血中脂質濃度を低下させている。また，EPAは医薬品としても販売されており，大規模ランダム化比較試験の結果によると，血中TG濃度の有意な低下と，冠動脈に問題が起こるリスクの低減が認められている。

word　**ランダム化比較試験**

ランダム化比較試験とは，新薬や治療法などの有効性を評価するために，人を対象として行われる臨床試験の手法のひとつで，現在もっとも用いられている方法である。有効性を客観的に判断するために，被験者をランダムに試験群と対照群に分け，偏り（バイアス）を小さくした上で，試験を行う（p.61のコラムも参照）。

──コラム："メタボ"は腸内環境からも　～腸内細菌叢が支配するエネルギー代謝～──

　肥満は，高カロリー食品の過剰摂取や運動不足といった環境要因と，遺伝的背景が関与して引き起こされる。近年それに加えて，肥満の要因は腸内細菌叢の状態（菌種の構成比）によって大きく左右されるという興味深い知見が報告された。

　ob/ob マウスは，レプチン遺伝子の変異によってレプチン作用が欠如した遺伝性の肥満マウスである。レプチン作用が欠如すると，本文の記載の通り，間脳の視床下部で産生され脳内で摂食をコントロールするいくつかの神経ペプチドのうち，摂食促進作用をもつニューロペプチド Y（NPY）の発現が亢進し，摂食抑制作用をもつα-メラノサイト刺激ホルモン（α-MSH）の発現が低下するので肥満となる。

　哺乳動物の腸内細菌叢を構成する主な細菌は，グラム陰性の *Bacteroidetes* 門と *Proteobacteria* 門，グラム陽性の *Firmicutes* 門と *Actinobacteria* 門に分類される。肥満マウスと正常マウスの腸内細菌叢を比較すると，正常マウスに比べて肥満マウスでは *Firmicutes* 門が増加し，*Bacteroidetes* 門が減少していた。それぞれの細菌叢全体がもっている代謝系の特徴を分析すると，肥満マウスではデンプン，スクロース，ガラクトースなどの糖類に関する代謝系が豊富に存在し，それに伴って糞便中のカロリーが減少していた。つまり，食物中に含まれるが通常は分解されにくい多糖が，肥満マウスの腸内細菌叢によってより多く分解され，宿主（生体）に利用（吸収）されていた。

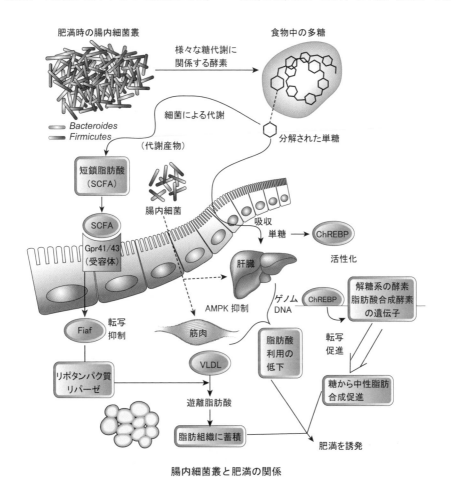

腸内細菌叢と肥満の関係

さらに，同腸内細菌叢は短鎖脂肪酸（SCFA：short-chain fatty acid）の産生に関与する代謝系の遺伝子も豊富に存在しており，糞便中に含まれる酢酸や酪酸などの SCFA 産生量も増加することから，多糖が分解されてできた糖質から SCFA が多く産生された。肥満マウスの腸内細菌叢の変化とそれに伴う代謝系の変化により，肥満になる 3 つのメカニズムが提唱されている。

正常マウスのもつ腸内細菌叢の代謝系より亢進した多糖の分解によって生じた糖類は，宿主の消化管から吸収されて肝臓に運ばれ，糖質反応性領域結合タンパク質（ChREBP：carbohydrate responsive element binding protein）とよばれる転写因子を活性化させる。ChREBP は解糖系と脂肪酸合成に関与する遺伝子の転写を促進し，吸収した糖類を脂肪に作り変え，トリアシルグリセロール（中性脂肪）として蓄積する方向に作用する。

それと同時に，消化管内で増加した糖類は腸内細菌にもエネルギー源として利用され，SCFA が多く産生される。SCFA は小腸粘膜上皮の G タンパク共役受容体（Gpr41/43）にリガンドとして作用し，絶食誘導脂肪因子（Fiaf：fasting induced adipose factor）の転写を抑制する。血中の脂質運搬体である超低比重リポタンパク質といったリポタンパク質から脂肪細胞に脂肪酸を取り込むためには，リポタンパク質リパーゼ（LPL：lipoprotein lipase）が必要となる。Fiaf は LPL を阻害することで，脂肪組織におけるトリアシルグリセロールの蓄積を調節しているが，Fiaf が抑制されると LPL は常に活性化することになり，血中リポタンパク質から脂肪酸を積極的に取り込んで脂肪組織の増大を引き起こす。事実，短鎖脂肪酸受容体である Gpr41/43 欠損マウスは，正常マウスと比較して痩せている。

また，腸内細菌は，アデノシン一リン酸キナーゼ（AMPK）とよばれるタンパク質リン酸化酵素を抑制している。AMPK は細胞内の低エネルギー状態のセンサーとしてはたらき，AMP 濃度が上昇すると活性化する。そして，糖類や脂肪の分解による ATP 産生（異化反応）を促進し，糖新生や脂肪合成（同化反応）を抑制する。つまり，AMPK が抑制されると，体内におけるエネルギー消費が低下し，蓄積されている脂肪は燃焼されにくくなる。

以上のように，肥満マウスの *Firmicutes* 門が優位な腸内細菌叢では，数ある代謝系の中でも糖代謝や脂肪酸生成に対する高いポテンシャルをもっており，中性脂肪の合成と蓄積を促進し，蓄積した脂肪中の脂肪酸の利用能を低下させることで脂肪組織を増大させ，肥満を引き起こしている。

また，これらのメカニズムとは別に，トール様受容体（TLR：Toll-like receptor）と腸内細菌叢の相互作用が，肥満をはじめとするメタボリックシンドローム発症に重要な役割を果たしていることもわかってきた。TLR5 は細菌の鞭毛を構成するタンパク質の一種であるフラジェリンを認識し，自然免疫系の細胞に情報伝達する役割を担っている（p. 95参照）。TLR5 欠損マウスに一般の飼料を給与するだけで，正常マウスと比較して，摂食量の増加とそれに伴う体重 20％の増加や，血中のトリアシルグリセロールやコレステロールの有意な上昇がみられ，内臓脂肪の蓄積も顕著であった。TLR5 欠損マウスの腸内細菌叢を調べてみると，正常マウスと比べて *ob/ob* マウスのような "門" レベルでの変化はみられなかったが，TLR5 欠損マウスでは特定の "種" レベルでの増減が確認された。

TLR5 の消失により肥満が誘発されるメカニズムの詳細はまだ明らかになっていないが，IL-1β などの炎症性サイトカインの産生過剰が慢性的に引き起こされることで，インスリン抵抗性や過食が誘発され，肥満になると推測されている。2 型糖尿病にみられるインスリン抵抗性は，エネルギー過剰による細胞ストレスに端を発する脂肪組織の炎症によって引き起こされることがわかっており，TLR5 のノッ

クアウト（欠損）はインスリン抵抗性を惹起するために必要な慢性炎症という素地を形成していると考えられている。

さらに興味深いことは，肥満となった*ob/ob*マウスやTLR5欠損マウスの腸内細菌叢を，遺伝的に無菌な正常マウスにつける(移植する)と，どちらも肥満になった。また，肥満のヒトの腸内細菌叢を移植しても，同様に無菌マウスが肥満になった。さらに，TLR5欠損マウスでは，抗生物質を投与して腸内細菌叢の9割を死滅させるとその肥満が改善した。これらの現象は，腸内細菌叢の状態が，食物に起因するエネルギー吸収および代謝に至るまで，宿主に対して広範かつ直接的に影響を与えることを示しており，肥満やメタボリックシンドロームなどの全身性で消化器疾患に限定されない症状が，腸内細菌叢と関係しているという新しい考え方が導かれた。

参考文献

1）Turnbaugh PJ, Ley RE, Mahowald MA, Magrini V, Mardis ER, Gordon JI, An obesity-associated gut microbiome with increased capacity for energy harvest. *Nature*, 444 : 1027-1031, 2006.

2）Turnbaugh PJ, Hamady M, Yatsunenko T, Cantarel BL, Duncan A, Ley RE, Sogin ML, Jones WJ, Roe BA, Affourtit JP, Egholm M, Henrissat B, Heath AC, Knight R, Gordon JI, A core gut microbiome in obese and lean twins. *Nature*, 457 : 480-484, 2009.

3）Tilg H, Moschen AR, Kaser A, Obesity and the microbiota. *Gastroenterology*, 136 : 1476-1483, 2009.

4）Vijay-Kumar M, Aitken JD, Carvalho FA, Cullender TC, Mwangi S, Srinivasan S, Sitaraman SV, Knight R, Ley RE, Gewirtz AT, Metabolic syndrome and altered gut microbiota in mice lacking Toll-like receptor 5. *Science*, 328 : 228-231, 2010.

2-4　腸内環境を整える成分

2-4-1　生物における腸内細菌叢の重要性

　ヒトの腸内細菌叢は健康や病気と密接に関係しており，特に，恒常性の維持や免疫系の形成に腸内細菌叢が影響を及ぼしている。欧州のMetaHIT（ヒト腸内細菌叢メタゲノム計画）と米国立衛生研究所のHMP（ヒト常在細菌叢ゲノム計画）の共同研究により，欧州と北米の207人から得た252の糞便メタゲノムについて，一塩基多型（SNP，p. 159のコラム参照），短い挿入や欠失，構造変異体の解析が報告された（p. 155参照）。その統計学的な解析により，ヒト宿主間（個人間）の違いよりも，腸内微生物の種類間での違いのほうが大きかった。さまざまな間隔で糞便を複数回，採取したボランティアでは，腸内微生物叢の構成比にかなりの変化があるにもかかわらず，SNPのパターンに固有性と時間的な安定性があった。この結果は，個人に特異的な微生物の各菌株は，年齢を重ねても簡単に置き換わることはないことを示している。そして，個人には特有のメタゲノム遺伝子型があって，個人に合わせた食事療法や薬剤摂取，医薬品選択に活用できる可能性が示唆された。

　また，正常なヒト腸内細菌叢を構成する主要な細菌である*Faecalibacterium prausnitzii*は抗炎症作用を有し，多くのクローン病患者で*F. prausnitzii*の菌数が正常時よりも低下していた。外から細菌が侵入する感染症とは逆の現象により，恒常性に異常をきたしている。クローン病のために消化管の外科的切除を受けた患者21名について，結腸内の*F. prausnitzii*の菌数を測定した結果，手術時の*F. prausnitzii*の割合が6ヶ月後に再発した患者で有意に低かった。一方，化学的に誘発したマウス大腸炎モデルに，*F. prausnitzii*を投与したところ，大腸のサイトカイン分泌プロファイルにおいて防御的効果が認められた。さらに，*F. prausnitzii*は，大腸炎マウスの症状を良くする傾向を示し，死亡率を減少させている。*F. prausnitzii*は，末梢血単核細胞の抗炎症性サイトカイン誘導に関するプロファイルとして，インターロイキン（IL）-10を高い値にし，IL-12およびインターフェロンγを低い値にする作用に関連していた。この細菌の抗炎症作用は，腸上皮細胞株Caco-2細胞でも観察され，*F. prausnitzii*培養上清がNF-κBの活性化およびIL-8の分泌を遮断していた。すなわち，ヒトが健康であるためには，図2-14のとおり，全身の恒常性維持が重要であり，現在，原因が不明であったり，難病指定されている疾病の多くでは，その恒常性の破綻が示唆されている。そして，その恒常性の維持にも破綻にも，腸内細菌叢の関与が示唆されている。

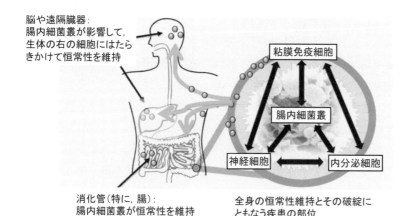

脳や遠隔臓器：
腸内細菌叢が影響して、
生体の右の細胞にはたら
きかけて恒常性を維持

粘膜免疫細胞

腸内細菌叢

神経細胞　内分泌細胞

消化管（特に，腸）：
腸内細菌叢が恒常性を維持

全身の恒常性維持とその破綻に
ともなう疾患の部位

図 2-14　腸エコシステムの理解

　また，免疫細胞である 17 型ヘルパー T（Th17）細胞は，マウス（生体）の成長過程でできるものではなく，腸内細菌のセグメント細菌（SFB：segmented filamentous bacteria）が誘導することが明らかにされた。すなわち，無菌マウスには，Th17 細胞がほとんど存在しないのである。Th17 細胞は，インターロイキン IL-17 や IL-22 を高産生する CD4 陽性ヘルパー T 細胞で，細菌（緑膿菌など）や真菌（カンジダ菌など）に対する感染防御に重要な役割を果たしている。SFB が存在し，腸管に Th17 細胞が多く存在するマウスは，病原性細菌の感染に対して高い抵抗性を示した。一方で，Th17 の行き過ぎた応答が，慢性関節リウマチ，クローン病や潰瘍性大腸炎などに深く関与している。その過剰な応答を抑制・制御するのが制御性 T（Treg）細胞であり，その Treg 細胞を誘導するのも，腸内細菌叢を構成する芽胞形成菌であることがわかってきた。

　以上のことから，身体の恒常性や生体防御に腸内細菌叢の存在は，なくてはならないもので，その構成細菌のなかみも重要であるという考えに行き着く。

2-4-2　乳酸菌とビフィズス菌の分類学上の位置付け

　「乳酸菌の発見」とされる文献は，1857 年の Pasteur による乳酸発酵に関する研究である。Pasteur は，乳酸発酵のほかに，アルコール発酵，酪酸発酵や酢酸発酵などの一連の研究から“発酵現象”を体系づけている。1873 年に Lister は酸乳から *Lactococcus lactis* を発見し，1900 年には Moro が消化管由来の *Lactobacillus acidophilus* を分離している。Metchnikoff は，自然発酵で製造されていたヨーグルト中の乳酸菌の分離と同定を行いながら，1904 年には疫学調査によって，ヨーグルト飲

用による"不老長寿説"を提唱した。

　ビフィズス菌は，1900 年に Tissier によって母乳栄養児の糞便から分離された。その菌株の分離された当時，*Bifidobacterium* 属は存在せず，細胞形態を基に *Bacillus bifidus communis* と命名された。その後，本菌は芽砲形成がないことなどから *Bacillus* 属ではないと考えられ，また形態的に *Lactobacillus* 属に分類されたこともあったが，1974 年に *Bifidobacterium* 属の学名が認められた。興味深い点は，ビフィズス菌発見者の Tissier は，腸の不調を訴えた者にビフィズス菌を使った培養液を処方し治療して，1900 年代初頭に一定の治療効果を得ている点である。

　菌種の分類は，DNA-DNA ハイブリダイゼーションによる相同性で決定されるが，近年では 16S rRNA 遺伝子配列の塩基配列決定に基づく系統解析も貢献している。乳酸菌やビフィズス菌においてもこれらの手法が取り入れられ，属や種の再分類，そして新菌属や新菌種の発見が盛んに行われている。

　乳酸菌とビフィズス菌は，利用方法や機能性のイメージが類似することから，分類学的にも近縁の細菌とみられる場合もあるが，表 2-3 のとおり，分類学上の位置をはじめ種々の項目において大きく異なる細菌群である。両者はグラム陽性菌であるが，分類学的には門（phylum）レベルで違っている。また，乳酸菌は，約 20 菌属の 300 菌種以上で構成される細菌群の総称であるのに対し，ビフィズス菌は，*Bifidobacterium* 属の 1 菌属を指し約 30 菌種の和称である。乳酸菌は，*Lactobacillus* 属

表 2-3　乳酸菌とビフィズス菌の特徴の違いと分類学上の位置づけ

	乳酸菌	ビフィズス菌
棲息する場所	発酵乳製品，発酵食肉製品，漬物、サイレージ，コンポスト（堆肥），牛乳，野菜などの植物　ヒトや動物の消化管	ヒトや動物，その他の生物の消化管
酸素に対する性質	通性嫌気性（酸素があっても生育できる）[3]	偏性嫌気性（酸素があると生育できない）
主な代謝産物 [1]	乳酸（ホモ発酵型），乳酸と CO_2（ヘテロ発酵型）	乳酸と酢酸
界説による分類 [2]	*Firmicutes* 門	*Actinobacteria* 門
構成する属と菌種	*Lactobacillales* 目の約 20 菌属，300 に及ぶ菌種で構成される細菌群	*Bididobacterium* 属の 1 菌属を指し，約 30 菌種の和称
G+C 含量	30 ～ 55%	55%以上
細胞形態	球状，桿状（短桿菌・長桿菌など）	多形性（短桿状，球状，湾曲状，また Y 字形や V 字形の特徴的形態をとる場合もある）

1) 菌種菌株によって，また培養条件によって，記載以外にも種々の代謝産物を産生する。
2) すべての生物は，ドメイン（domain），界（kingdom），門（phylum），網（class），目（order），科（family），属（genus），種（species），株（strain）の順で系統的に分類されている。
3) 乳酸菌でも，菌株レベルでは，酸素耐性のないものや，酸素存在下では生育し難いものもある。

に最も多くの菌種が登録されており，産業上も重要な菌種を多く含んでいる。また，ヒト消化管から分離される乳酸菌のほとんどは *Lactobacillus* 属で，その分離された菌株が宿主由来のプロバイオティクスとして利用されることも多い。その他の産業上，重要な球菌の乳酸菌として，チーズスターターに用いられる *Lactococcus lactis*，ヨーグルトスターターの1つに用いられる *Streptococcus thermophilus*，醤油製造の際に重要な *Tetragenococcus halophilus*，漬物などから分離される *Pediococcus* 属，ワイン製造に重要な *Oenococcus oeni* などがある。

2-4-3　乳酸菌とビフィズス菌の保健機能

乳酸菌とビフィズス菌の"健康的なイメージ"の根幹は，病原性を示さない GRAS を拠り所にしている。GRAS とは"Generally Recognized As Safe"の頭字語をとった言葉であり，乳酸菌やビフィズス菌を安全に利用する上では重要なキーワードである。GRAS とは，長い食経験に基づき食されてきた生菌や食べ物は，極めて安全性が高いという考え方である。実験による生菌摂取の安全性の証明は簡単ではない。しかし，長い期間にわたってヒトや動物が食べてきて，健康上に問題を生じなかった食経験は，その安全性において説得力をもっている。ヒトは長く発酵乳（ヨーグルト）中の生菌を食べてきたが，身体になんの不都合も引き起こしていない乳酸菌やビフィズス菌は，安全な細菌（菌株）と考えている。

乳酸菌による"発酵"は，従来は保存性を高め，嗜好性を向上させるための手段であった。そして，伝統的に受け継がれ，工業的に発展した製造法が確立されてきた。ビフィズス菌は，発酵乳製造の上ではほとんど貢献していない。

経験的に発酵食品のもつ保健機能は知られていた点もあるが，近年，発酵乳を中心に，乳酸菌やビフィズス菌のもつ種々の機能が明らかにされてきた。食品として摂取した際の微生物の保健効果については，表2-4のとおり，プロバイオティクス，プレバイオティクス，バイオジェニクスの3種類に分けられる。発酵乳では，スターターとして用いた生菌が消化管で作用し，発酵乳製造時の代謝産物が有効に作用するが，死菌体となった菌体成分にも保健効果がみられる場合もある。プロバイオティクス，プレバイオティクス，バイオジェニクスによる科学的な証明項目については，表2-5に示した。

GRAS が明らかではない場合は菌種菌株ごとの安全性の確認が重要である。ゲノム情報から病原因子のないことを確認・予測できるようにな

表 2-4 微生物が関与する機能性食品の定義と作用機序

名　称	定義・作用機序	機能成分	提唱者	提唱年
プロバイオティクス[1]	腸内微生物のバランスを改善することにより宿主に有益にはたらく生菌添加物。生体に保健効果をもたらす生菌剤。	乳酸菌，ビフィズス菌，納豆菌，そしてこれらを生菌として含む食品	Fuller / Salminen	1989 / 1998
プレバイオティクス[1]	結腸内の有用菌を増殖させるか有害菌の増殖を抑制することで宿主の健康に有益な作用をもたらす難消化性食品成分。	食物繊維（オリゴ糖），レジスタントスターチ	Gibson と Roberfroid	1995
バイオジェニクス[2]	直接あるいは腸内フローラを介して生体調節機能をもつ食品成分。	乳酸菌などの発酵によって産生されるペプチド，バクテリオシン[3]	光岡知足	1998

1) プロバイオティクスとプレバイオティクスをミックスし同時に摂取することを，シンバイオティクスと称している。
2) バイオジェニクスの機能成分には，微生物由来以外の植物フラボノイド，ドコサヘキサエン酸（DHA），エイコサペンタエン酸（EPA）なども含まれる。
3) バイオプリザベーションとして，抗菌性をもつバクテリオシンは，食品保存に有効に機能する。

表 2-5 ヒトに対するプロバイオティクス，プレバイオティクス，バイオジェニクスの主な保健効果

科学的根拠のある保健効果

整腸効果（便通改善）
感染防御作用（免疫機能の活性効果）
過敏性腸症候群の抑制
炎症性腸疾患の治療と再発防止
大腸がん・胃がんなど発がんリスクの低減効果
アレルギー低減・免疫調節作用
アトピー性皮膚炎・花粉症などの抑制
コレステロール・胆汁酸代謝の改善
肥満防止効果（メタボリック症候群の抑制）
血圧降下作用
消化管内の糖脂質代謝の改善
ストレス改善
歯周病の予防と改善
ピロリ菌の抑制
皮膚機能の改善（美肌効果・老化防止）

りつつある。病原因子がみられる場合も，その遺伝子をターゲットに遺伝子発現や物質の確認が可能となる。さらに，望ましくない遺伝子のみを破壊した組換え体を作出し，今後，"安全性を向上させた組換え体"の実用化も有効かもしれない。また，ゲノム情報は，プロバイオティクスを科学的に証明していく上で，有効な基礎的情報になりつつある。

2-4-4　乳酸菌やビフィズス菌の腸内細菌叢に及ぼす影響

（1）整腸作用

特定保健用食品として承認された発酵乳の多くは，「おなかの調子を整える」という機能が認められている。乳酸菌やビフィズス菌を含む発酵乳のもつ便通促進効果は，科学的にも証明されている。その作用機序

については，"プロバイオティクス"を謳っているので，発酵乳や生菌
を含む乳酸菌飲料では，経口摂取した生菌の多くが生きたまま腸に到達
している。乳酸菌は乳酸を，ビフィズス菌は乳酸と酢酸をつくることで
腸の蠕動運動を高め，糞便の水分を調節して便秘や下痢を改善している。
食物繊維（難消化性糖類の一種）には，排便促進効果や腸内で作られた
有害物質を吸着する機能が知られているが，興味深い点として，乳酸菌
の菌体成分にも食物繊維と同じようなこれらの機能が見い出されてい
る。

　なお，6つの市販のプロバイオティクスの成人への摂取試験では，個
人が有する腸内細菌叢に大きな影響を及ぼすことはなかった。このこと
は，健康な大人の腸内細菌叢がいかに安定的であるかを証明した情報に
なる。したがって，「摂取したプロバイオティクスの産生した有機酸に
よって有害菌の増殖が抑えられることにより腸内細菌叢が正常化する」
という従来からの考え方には疑問も残る。

（2）ストレス軽減と腸内細菌

　ストレスの概念は，古代ギリシャ時代にはすでに存在していた。現在，
ストレスに関する現代社会の関心は非常に高いものがあり，ストレス軽
減作用を有する機能性食品へのニーズが高まっている。宇宙飛行士やア
カゲザルの研究からストレスによって腸内細菌叢が変化すること，そし
て，宇宙飛行士の研究からプロバイオティクスの投与によりそのストレ
スが軽減することが示唆された。その後，無菌マウスと細菌の単独定着
マウス（ノトバイオート）を用いた研究により，摂取した細菌がストレ
ス反応性に影響を及ぼすことが報告されている。すなわち，拘束ストレ
スにおいて，無菌マウスより SPF マウス（健常な腸内細菌叢を保持）
の方がストレスに対する抵抗性が高く，ビフィズス菌の投与の単独定着
マウスでは，SPF マウスと同等のストレス抵抗性を示した。現在では，
プロバイオティクスによるストレス軽減作用に関する臨床知見も得られ
ている。図 2-15 のとおり，消化管内での腸内細菌叢の変化，つまり消
化管内の情報が中枢のストレス反応に影響する経路が明らかとなってい
る。腸内細菌由来のリポポリサッカライド，ペプチドグリカンや DNA，
そしてそれらの産生した物質が，液性経路や神経系を介する経路で中枢
にはたらき，ストレス軽減効果を発揮している。経口摂取した GABA
（gamma-aminobutyric acid：γ-アミノ酪酸）は，脳に存在する抑制系
の神経伝達物質として，ストレスを和らげ，興奮した神経を落ち着かせ
るはたらきがあることから，腸内と脳との繋がりを実感できる。GABA
にはドーパミンなど興奮系の神経伝達物質の過剰分泌を抑えて，リラッ

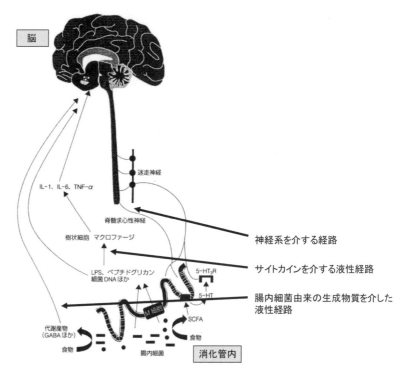

図 2-15　腸内細菌（プロバイオティクス）を介した消化管－脳連関
5-HT：セロトニン，5-HT$_3$R：セロトニンレセプター3

クス状態をもたらす作用がある（p. 87参照）。腸内細菌の中にはGABA
を作るものがあり，腸内細菌叢のストレス軽減効果のメカニズムの1つ
と考えられる。

(3) 善玉菌と悪玉菌に関する考え方

　健常な腸内細菌叢を理解する上で，善玉菌と悪玉菌の概念で論じられ
てきた。そして，多くの場合，善玉菌と悪玉菌については属や種レベル
で考えられているが，細菌は本来「菌株レベル」でその機能が異なるこ
とを考慮すると，属や種でもって善玉菌と悪玉菌という区分けは難しく
なってきている。たとえば，ヒトや動物の消化管に常在し，一般には，
悪玉菌として扱われる *Clostridium* 属や *Bacteroides* 属が，免疫調節に必
須の細胞である制御性 T（Treg）細胞の産生を強力に誘導することが明
らかにされ，ヒトの恒常性維持には，一般には悪玉菌と考えられてきた
これらの属が非常に重要なものである可能性が示された。図 2-16 では
腸内細菌叢と宿主（ヒト）とのかかわりを示したが，病気の状態ではな
い時に腸内細菌叢の構成菌は，それぞれ何らかの功罪をもって存在して
いる可能性も否めない。

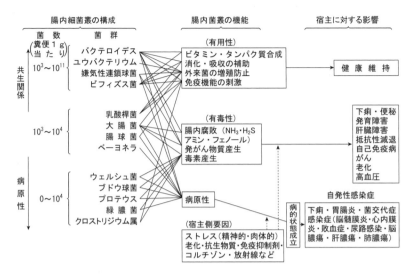

図 2-16 腸内細菌叢と宿主（ヒト）とのかかわり
「勧善懲悪説」で論じられてきた腸内細菌において，常在腸内細菌は宿主に対して，功罪の両面の作用があることを示唆している。

（4）乳酸菌による *in vivo* での抗菌物質の産生

Lactobacillus reuteri は抗菌物質であるロイテリンを産生し，下痢防止効果や感染防御効果などが知られる乳酸菌である。*L. reuteri* のゲノム解析からロイテリン産生遺伝子群はオペロンを形成し，水平伝播していることが示された。また，無菌マウス消化管内に定着した *L. reuteri* がロイテリンを産生していることが証明された。経口投与したプロバイオティクスが産生する抗菌物質が *in vivo* 検出された。

（5）プロバイオティクス効果の分子レベルでの作用機序の解明：フルクトース（果糖）・トランスポーターをもつビフィズス菌の定着マウスによる腸管出血性大腸菌 O157 の感染予防

供試したビフィズス菌 *Bifidobacterium longum* の全ゲノム解析を行ってすべての遺伝子を比較したところ，同種であるが，図 2-17 のとおり，フルクトース・トランスポーター遺伝子をもつビフィズス菌とそれをもたないビフィズス菌の2タイプがあった。無菌マウスにそのまま O157 を感染させると死亡する（図 2-18（A））が，フルクトース・トランスポーターをもつビフィズス菌を予め投与しておき O157 を感染させると，そのマウスはすべて死亡しなかった（図 2-18（B））。一方，フルクトース・トランスポーターをもたないビフィズス菌（*B. longum* や *B. adolescentis*）では O157 による感染死を防御できなかった（図 2-18（C））。さらに，感染防御できるビフィズス菌のフルクトース・トランスポーター遺伝子

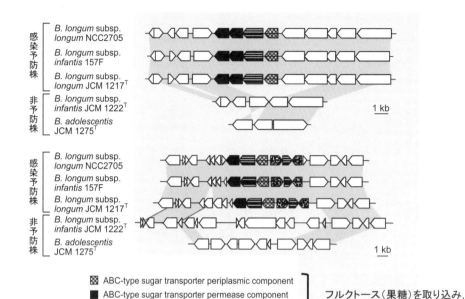

図 2-17　1 菌株のゲノム内にコードされた 2 種類のフルクトース（果糖）・トランスポーター遺伝子群
腸管出血性大腸菌 O157 の感染を予防するビフィズス菌 3 株と、その感染を予防できないビフィズス菌 2 株のフルクトース・トランスポーターを含むゲノム領域の模式図。フルクトース・トランスポーターのサブユニットの遺伝子（白抜きでなくコントラストのある遺伝子）が、感染を予防するビフィズス菌だけに存在し、感染を予防できないビフィズス菌では欠損している。灰色の帯は、共通の遺伝子を示している。

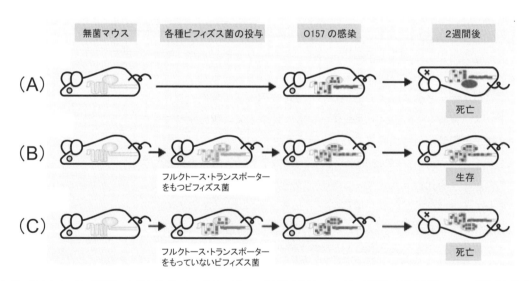

図 2-18　フルクトース（果糖）・トランスポーターをもつビフィズス菌の定着マウスは，腸管出血性大腸菌 O157 の感染を予防する
（A）　無菌マウスに、O157 を感染させると、1 週間以内にすべてのマウスが死亡する
（B）　無菌マウスに、あらかじめフルクトース・トランスポーターをもつビフィズス菌を定着させておくと、O157 を感染させてもすべてのマウスが生存する
（C）　無菌マウスに、フルクトース・トランスポーターをもっていないビフィズス菌を定着させても、O157 の感染によりすべてのマウスが死亡する

をノックアウトした株では，O157による感染死を防御できなくなった。すなわちフルクトース・トランスポーターはフルクトース（果糖）から酢酸を作るのに必要な遺伝子で，大腸で産生された酢酸が宿主の消化管のバリア機能を増強してベロ毒素が生体内に入らないようにしていた。ビフィズス菌のプロバイオティクス効果の作用機序を遺伝子レベルで突き止めた初めての報告であり，ゲノム解析が責任遺伝子を探す糸口となった。

──コラム：昆虫（マルカメムシ）におけるプロバイオティクスの実践──

　マルカメムシのメスは，生まれてくる幼虫のために，産卵と同時に黒いカプセルを残す。生まれた幼虫は，本能的にその黒いカプセルに口吻を刺して中のものを吸う（下図の左）。カプセル内には，母虫由来の腸内細菌が生菌で封入されており，生まれた幼虫は母虫の腸内細菌を受け継ぐシステムが確立されている。実験的に，幼虫の孵化前に黒いカプセルを除き，母虫の腸内細菌を受け継いでいない場合は，体の小さい幼虫となり，成虫になっても体長は短いままで（下図の右），さらに寿命が短く生殖能力が著しく低下していた。このことから，母虫と同じ腸内細菌を受け継ぎ，自身の腸管にその腸内細菌を維持することが，マルカメムシにとって非常に重要であった。マウス，ウサギなどの子どもでみられる哺乳動物の「食糞」は，母親の腸内細菌叢を受け継ぐこのシステムと同じだと考えられる。

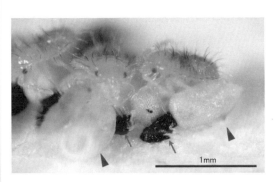

カプセルに口吻を突き立てて，母親の腸内細菌を摂取するマルカメムシの孵化幼虫
（▶卵殻　▶腸内細菌カプセル）

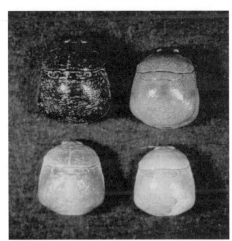

2種類のマルカメムシにおいて，母親の腸内細菌を摂取した個体としなかった個体の成長の違い

Hosokawa, T., *et al.*, Obligate symbiont involved in pest status of host insect, *Proc. Biol. Sci.*, **274** : 1979-1984（2007）.

Hosokawa T., *et al.*, Strict host-symbiont cospeciation and reductive genome evolution in insect gut bacteria, *PLoS Biol.*, **4** : e337（2006）.

2-4-5　今後の展望

　ヒトの身体の細胞数は 60 兆個で，ヒトのもつ腸内細菌の細胞数は 100 兆個以上といわれている。ヒトの身体を構成する細胞数より，腸内細菌の細胞数の方が多い。そして，ヒト一人には約 1,000 兆個の細胞がいると見積もられた。また，ヒトゲノムには腸内細菌の細胞や産生物質の作用によって発現する遺伝子が数多くみつかっており，理屈として，それらのヒト遺伝子は細菌がいないと発現しない。腸内細菌叢は重要な研究対象となり，多くの研究成果が蓄積してきた。すなわち，腸内細菌叢の構成比やそれらの菌数によって，健康が維持できたり，病気になったり，また，がんになったりそれが増悪したりする事実が明らかになってきた。炎症性腸疾患（IBD）やアルコール症患者における腸内細菌叢の解析も国内外で進められており，生活習慣の改善や健康診断法の確立など健康科学全般に対する情報提供がなされるであろう。また，プロバイオティクスの作用メカニズムが解明されることで，より効果的なプロバイオティクスの開発につながり，健康増進や予防医学への応用が期待される。

2-5　骨の健康・骨粗鬆症予防成分

2-5-1　骨粗鬆症の日本における疫学

　日本骨代謝学会の診断基準を用いて 2000 年の人口で換算すると，50 歳以上だけで男性で 226 万人，女性で 783 万人が骨粗鬆症に罹患している。骨量は，男女共に 20 歳代前半で最大となるが，その後は年齢とと

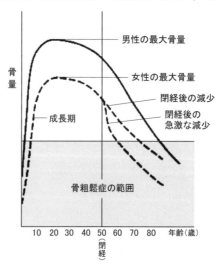

図2-19　年齢と骨量の変化　（骨粗鬆症財団のホームページより）

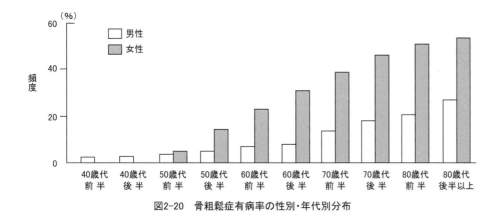

図2-20　骨粗鬆症有病率の性別・年代別分布

もに減少し（図2-19），それに伴い骨粗鬆症が増加する（図2-20）。総
人口に占める65歳以上の高齢者の割合（高齢化率）をみてみると，平
成17年度の内閣府の報告では19.5％であり，2015年に26.0％，2050
年には35.7％となると予測されている。このような高齢化率の上昇から
みて骨粗鬆症の有病率も今後，増加し続けることが予測されており，骨
の健康について考え，骨粗鬆症を予防することは急務の課題である。

2-5-2　骨代謝の栄養生理

　骨代謝は，カルシウム代謝調節ホルモン（副甲状腺ホルモン（PTH,
parathyroid hormone），カルシトニン，活性型ビタミンD）やエストロ
ゲン，カルシウムの摂取状況，身体活動などにより調節されている（p.
10　2-1-2を参照）。骨は，タンパク質の中でも主にコラーゲンからなる
基質に，カルシウムおよびリンなどからなる骨塩が沈着してできている。
血中のカルシウム濃度は8.5 ～ 10.4 mg/dLの狭い範囲内に調節されて
いるが，カルシウムの摂取不足や腸管における吸収低下，尿中排泄の増
加などにより，血中カルシウム濃度が低下すると，副甲状腺細胞が感知
してPTHを分泌する。PTHは，腎臓における1α-ヒドロキシラーゼ
の活性化によるビタミンD_3の生成促進や，腎遠位尿細管でのカルシウ
ムの再吸収活性化と無機リンの再吸収抑制により，血中カルシウム濃度
を上げる。また，PTHは骨に作用し，骨吸収を促進して血中へカルシ
ウムを溶出させる。一方，血中カルシウム濃度が上昇するとカルシトニ
ンが甲状腺から分泌され，骨吸収に関与している破骨細胞のはたらきを
抑制すると共に骨形成に関与している骨芽細胞のはたらきを促進するこ
とにより，血中のカルシウムを骨へ取り込ませる。カルシトニンの分泌
は，胎児や幼児，小児，妊婦で高く，加齢と共に低下する。

> **word　カルシトニン**
>
> 　32個のアミノ酸からなるペプ
> チドホルモン。血中カルシウム低
> 下作用をもつ。主に甲状腺の傍濾
> （ぼうろ）細胞（C細胞）から産生・
> 分泌され，骨に作用して破骨細胞
> の骨吸収を抑制し，血中カルシウ
> ムの上昇によって分泌が促進され
> る（p. 10のwordも参照）。

word 骨密度

骨の単位面積あるいは単位体積あたりの骨塩量のこと。骨塩量は，一般的に骨塩の主成分であるハイドロキシアパタイト（カルシウムとリンが主成分）の量で表される。

word 骨吸収

骨は常に代謝され作り変わっているが，破骨細胞の作用によって古い骨が壊されると，骨から骨塩が溶出する。この現象を骨吸収という。骨吸収が亢進して骨形成が低下すると，一般的に骨密度は低下する。

word 骨形成

骨代謝における，骨芽細胞による骨を作る作用を意味する。骨形成が促進されると，一般的に骨密度が増加する。

word 骨梁

海綿質骨で，骨組みにあたる構造をつくっている基本的な単位。

word 骨のリモデリング

骨吸収と骨形成が繰り返されることによって，骨が再構築されること。

2-5-3　骨粗鬆症の要因と発症メカニズム

　骨粗鬆症は，「骨強度の低下を特徴とし，骨折のリスクが増大しやすくなる骨格疾患」と定義されている。「骨強度」とは骨密度と骨質の2つの要因からなり，骨強度のほぼ70％は「骨密度」で説明できるが，残りの30％に相当する「骨質」は，微細構造，骨代謝回転，微小骨折，石灰化に依存する（図2-21）。成人の骨では古い骨を壊して血中にカルシウムを放出する骨吸収という現象と，新しい骨を作る骨形成という現象が釣り合っている。しかし骨粗鬆症では，例えば閉経後のエストロゲン欠乏などにより，異常に高まった骨吸収によって失った骨量を，骨形成によって十分に埋めることができず，その結果，急速な骨密度の減少を招くとともに，骨梁に深い窩がたくさんでき，力学的な強度が弱まり，その結果，骨が脆弱になって骨折のリスクが上がる。

　骨のリモデリング（骨の破壊と再生）は，休止期の骨の表面に，骨質の劣化などを感知して破骨細胞が誘導されることから開始される。骨吸収期が数週間続いた後に，吸収部位に骨芽細胞が誘導され，数ヵ月にわたって骨形成が営まれ，新しい骨によってほぼ欠損部が埋められる。しかし，加齢が進むと，性ホルモンの低下に加え，カルシウムやビタミンDの欠乏や，その結果として骨に対するPTHの作用過剰が起こって骨密度が低下する。男性の骨粗鬆症においても，エストロゲンやアンドロゲンなどの性ホルモンの低下が骨粗鬆症発症に起因する。

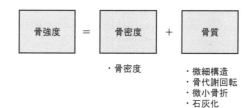

図2-21　骨強度に及ぼす骨密度と骨質の関係
この模式図は，骨質に関連するすべての要因は，骨密度とともに骨強度に関連し，骨折危険因子となりうることを示している。
（2000年，アメリカ国立衛生研究所コンセンサス会議のステートメントより）

2-5-4　破骨細胞と骨芽細胞の機能

　破骨細胞は，単球・マクロファージ系の血球細胞から分化する骨吸収活性をもつ細胞である（図2-22）。破骨細胞への終末分化には，骨芽細胞や骨髄ストローマ細胞が産生するサイトカインreceptor activator of nuclear factor-κB ligand（RANKL）が必須である。RANKLは，骨粗鬆症を含む骨吸収亢進の病態に関わっており，ヒト型RANKL抗体は治療

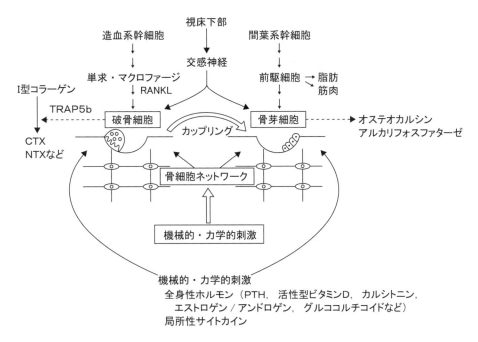

図2-22 骨リモデリングの調節因子
CTP; I型コラーゲン-架橋C-テロペプチド（type I collagen closs-linked C-telopeptide）
NTX; I型コラーゲン架橋N-テロペプチド（type I collagen cross-linked N-telopeptide）
TRAP5b; 酒石酸抵抗性酸ホスファターゼ（tartrate-resistant acid phosphatase-5b）
（骨粗鬆症の予防と治療GL作成委員会編（2006年）／ガイドラインより）

薬として有望視されている。一方，骨芽細胞は，脂肪や筋肉細胞と同様に間葉系の幹細胞から分化し，骨の基質タンパク質の合成と石灰化を行う。破骨細胞と骨芽細胞の機能や分化は，PTHや活性型ビタミンDに代表される全身性のホルモン，局所性のサイトカイン，さらには中枢神経から交感神経を介する支配を受けている（図2-22）。骨形成では，常に骨吸収が先行する必要がある。骨吸収と骨形成は互いに独立した過程ではなく，破骨細胞の形成には骨芽細胞が支持的な機能を果たし，逆に，破骨細胞による骨吸収が，骨芽細胞をリクルートし，両者は緊密な連携関係にある。

　骨芽細胞は細胞外基質に埋没し，骨細胞へと終末分化する。骨細胞は，骨細胞同士あるいは骨芽細胞や破骨細胞と機能的に連携し，骨吸収や骨形成を統合的に制御している。また骨細胞は，骨に加わる機械的刺激を感知する細胞と想定されており，外部からの機械的・力学的刺激に適応しながら，骨格系の形態や機能を可塑的に調節するうえでの重要な役割を担っている。

> **word** リクルート
> 「recruit」は「新たに生じたもの」を意味するフランス語「recrue」に基づき，その「recrue」は「再び成長する」を意味するラテン語に由来する。

2-5-5 食品成分による骨の健康維持と骨粗鬆症予防

(1) カルシウム

カルシウムは，飽食の日本にあって摂取基準を満たしていない数少ない栄養素の1つであり（p.9の図2-1を参照），この摂取基準は健常人を対象に策定されているため，骨粗鬆症の治療のためには，最低でもカルシウムの推定平均必要量は確保すべきである。高齢女性を対象にした調査では，カルシウム摂取量を増やしたり，カルシウム製剤を服用するだけでは骨粗鬆症の治療にはならない。すなわち，それでは骨量の増加や骨折の予防が期待できず，カルシウム摂取はあくまでも必要な栄養素を満たす基本的な治療と考えるべきである。サプリメントを用いた介入試験によると，サプリメントの補給だけでは骨折抑制効果をあまり示さなかったという報告が多い。

(2) 活性型ビタミンD（$1\alpha, 25(OH)_2D_3$）

ビタミンDは，食物として摂取されるとともに，適度に日光を浴びることで皮下にあるプロビタミンD（7-デヒドロコレステロール）から合成される。ビタミンDは，肝臓において一部活性化（水酸基化）され$25(OH)D_3$となった後，さらに腎臓において水酸化され活性型である$1\alpha, 25(OH)_2D_3$となる。活性型ビタミンD_3は，生体内の標的臓器にあるビタミンD受容体を介し作用して，小腸でのカルシウム・リンの吸収促進や副甲状腺ホルモンの合成・分泌抑制などの効果を発揮する。高齢者では，腸管からのカルシウム吸収能が低下していること，腎臓におけるビタミンDの活性化能が低下していること，二次的にPTHの分泌が高まり骨吸収が亢進しているなどの特徴があり，高齢者において，活性型ビタミンD_3の摂取は骨粗鬆症予防効果が期待できる。

(3) ビタミンK

ビタミンKと骨代謝の関連が示唆されたのは，1960年にウサギの骨折モデルにおいて，ビタミンKが骨折治癒を促進することが示されてからである。ビタミンKは，骨の非コラーゲン性タンパク質として25%を占めるオステオカルシンの合成と生理機能に関わっている。オステオカルシンはγ-カルボキシグルタミン酸（Gla）を含むタンパク質で，ビタミンKに依存してカルボキシル化（グラ化）され生理機能を発揮する。天然に存在するビタミンKには，ナフトキノンを共通の構造として，側鎖構造のみが異なるフィロキノン（ビタミンK_1）とメナキノン（ビタミンK_2）がある。さらにメナキノン類は，側鎖のプレニル基を構成するイソプレン単位の数（4～14）によって11種類の同族体に分けられる。骨密度を維持し骨折予防に有効であることが示唆されてい

フィロキノン（ビタミンK₁）

メナキノン（ビタミンK₂）
$n = 4 \sim 14$

るのはビタミン K_2 で，メナキノン-4 は骨粗鬆症治療薬として1日当たり 45 mg で処方されている。また，納豆などの発酵大豆食品に含まれているメナキノン -7 の高齢女性における血中濃度は，脊椎圧迫骨折発症と負の相関があり，メナキノン-7 高生産納豆菌（*Bacillus subtilis* OUV 23481 株）を含む納豆が，特定保健用食品として許可されている。

（4）MBP（milk basic protein）

MBP は，牛乳中に微量に含まれる塩基性のタンパク質で，破骨細胞のはたらきを抑制して骨からのカルシウムの損失を抑制すると同時に，骨芽細胞の増殖を促進して骨の形成を促進するという2つの作用をもっている。このことは，成長期のラットに MBP を4週間投与すると，大腿骨の骨密度と骨強度が増加し，骨形成のマーカーである血中アルカリホスファターゼ活性が上昇することを指標にして確認された。また MBP の毎日の摂取により，健常男性の骨形成の促進と骨吸収の抑制，健常な閉経前・閉経後の女性の骨密度の上昇効果がある。

（5）大豆由来イソフラボン

大豆由来のイソフラボンは，その構造がエストロゲンに類似していることからエストロゲンレセプターに結合し，生体に対して弱いエストロゲン作用を示す。我々が日常的に主に摂取しているイソフラボンはダイゼイン，ゲニステイン，グリシテインで，これらは自然界では主に配糖体として存在している（大豆由来のイソフラボンでは 95％が配糖体）。イソフラボン配糖体は，摂取後に腸内細菌の産生する β-グリコシダーゼにより糖が切断されたアグリコンとなり 1/3 が吸収され，残りはさらに腸内細菌により代謝を受ける。ダイゼインはそれ自身のエストロゲン活性は低いが，腸内細菌によりエストロゲン作用の高いエクオールに変

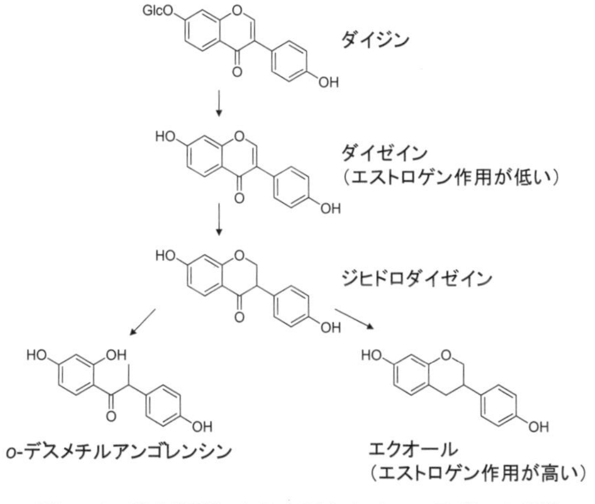

word	MBP

milk basic protein の略として慣用的に使われているが，あえて日本語の意味にすると "乳塩基性タンパク質" となる。

word	骨形成マーカーと骨吸収マーカー

骨形成マーカーには，血清骨型アルカリホスファターゼ活性や血清オステオカルシンなどがある。骨吸収マーカーには，血清酒石酸抵抗性酸性ホスファターゼ（TRAP5b），尿中デオキシピリジノリン，尿中・血中コラーゲン N 末端テロペプチド（NTx）などがある。これらの代謝マーカーによって，骨形成と骨吸収の状態を知ることができる。

図 2-23　腸内細菌による大豆由来イソフラボンの代謝

換される（図2-23）。したがって，イソフラボンからエクオールに変換する酵素をもった腸内細菌の適切な維持や摂取が，エストロゲン作用を期待したイソフラボンの体内利用効果を高める上では重要である（p. 158参照）。

　体内でのエストロゲンの減少に対してホルモン補充療法が行われているが，エストロゲンによる長期間のホルモン補充療法は乳がんや子宮がんの発生を増加させる。このような観点から，植物由来のエストロゲン作用をもつゲニステインは，天然の選択的エストロゲン受容体モジュレーターとして注目を集めている。マウスの骨髄細胞を用いた実験において，ゲニステインは濃度依存的に破骨細胞数を減少させると同時に，骨吸収面積を減少させた。また，卵巣摘出雌ラットを用いた実験において，ゲニステイン摂取により，骨吸収マーカーの減少および骨形成マーカーの増加がみられたことから，ゲニステインは骨形成および骨吸収に作用し，女性のエストロゲン欠乏による骨粗鬆症に有効であることが示唆された。一方，睾丸を摘出した雄マウスにおいても，ゲニステインは大腿骨塩密度を回復させたことから，男性の高齢化に伴う骨粗鬆症にも効果があることが示されている。

　疫学的にアジアの女性は，欧米人に比べて骨粗鬆症の顕著な症状である大腿骨頸部骨折の発生率が低い。これはライフスタイルや大腿骨頸部の構造の違いによるところも大きいが，大豆製品の摂取量の違いも理由の1つと考えられている。ヒトの介入試験における閉経後女性の骨代謝に対する大豆由来のイソフラボン摂取の影響は，おおむね有効な結果が得られているが（表2-6），アメリカ食品医薬品局（FDA）はイソフラボン

> **word　モジュレーター**
>
> 　受容体などへのアロステリック結合により，リガンド（特異的に結合する物質）と同様の作用を示したり，アゴニスト作用を変化させる物質のことである。
>
> 　アロステリック効果とは，酵素と基質が結合する通常の部位以外のところに化合物が結合して酵素の活性を変化させる効果のことで，生体内の化学反応の進行速度を調節する1つのメカニズムである。また，アゴニストとは，生体内の受容体分子にはたらいて，神経伝達物質やホルモンなどと同様の機能を示す物質のことである。

表2-6　閉経後女性の骨代謝に対する大豆由来のイソフラボン摂取の影響（6ヵ月以上の介入試験）

国	対象者（平均年齢）	イソフラボン形態と用量	期間	結果	文献
米　国	閉経後女性（61）	大豆タンパク質：アグリコン換算 54 mg/day	6ヵ月	腰椎骨密度の上昇	*Am. J. Clin. Nutr.*, 68：1375S-1379S, 1998
米　国	閉経期女性（51）	大豆タンパク質：アグリコン換算 80 mg/day	6ヵ月	腰椎骨密度の減少を抑制	*Am. J. Clin. Nutr.*, 74：844-852, 2000
イタリア	閉経後女性（52）	アグリコン　45 mg/day	1年	大腿骨，腰椎骨密度の上昇	*J. Bone Miner. Res.*, 17：1904, 2002
中　国	閉経後女性（54）	アグリコン　80 mg/day	1年	大腿骨骨塩量の低下を抑制，骨密度は変化なし	*J. Clin. Endocrinol Metab.*, 55：4740, 2003
英　国	閉経期女性（55）	アグリコン　43.5 mg/day	1年	腰椎骨密度の低下を抑制	*Am. J. Clin. Nutr.*, 79：326, 2004
オランダ	閉経後 18年（67）	人豆タンパク質：アグリコン換算 99 mg/day	1年	効果なし	*JAMA* 292：65, 2004
米　国	閉経後女性（53）	大豆タンパク質：アグリコン換算 40 mg/day	1年	骨代謝マーカーを改善，骨密度は変化なし	*Nutr. J.*, 23：8, 2005
日　本	閉経後5年以内女性（54）	配糖体 75 mg/day：アグリコン換算 47 mg	1年	大腿骨ワーズ三角部の骨密度の低下を軽度に抑制	*J. Bone Miner. Res.*, 21：780, 2006 *Metabolism*, 55：423-433, 2006

（食品機能性の科学，2008）

─コラム：イソフラボンの安全性─

閉経前女性を対象としたイソフラボン錠剤または豆乳の介入試験において，血中エストロゲン濃度の低下と共に月経周期の延長が認められた。弱い女性ホルモン様作用があることから食品安全委員会は，「大豆由来のイソフラボンを含む特定保健用食品の安全性評価の基本的な考え方」の中で，食事以外で摂る上限量を，1日当たり30 mgとし，妊婦や乳幼児については食べ過ぎの防止のために，「妊婦，胎児，

乳幼児には特定保健用食品として日常的な食生活に上乗せして摂取することは，推奨できない」とコメントしている。さらに最近の研究から，腸内でのイソフラボンの代謝産物への変換能には個人差があることがわかってきたことから，今後，大豆のイソフラボンの有効性・安全性の検証には，対象者の食習慣，腸内細菌叢，遺伝素因などの個人特性をふまえて摂取量を考慮する必要がある。

の骨代謝に対する有効性は認めておらず，今後，さらなる評価が必要である。

2-5-6 製品例

　機能性食品成分の骨の健康と骨粗鬆症予防成分のターゲットとその作用点を図2-24に示す。ビタミンK$_2$を含む食品の1つとして，「本製品は納豆菌のはたらきにより，ビタミンK$_2$を豊富に含み，カルシウムが骨になるのを助ける骨タンパク質のはたらきを高めるよう工夫されています」との表示をした製品（納豆）が，特定保健用食品として許可されている。また，大豆由来のイソフラボンをアグリコン換算で25mg含有する大豆芽茶や，MBPを関与成分とし，「骨の健康が気になる方に適する」という表示がされている製品がある。

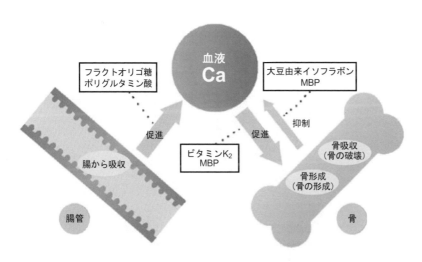

図2-24　機能性食品の骨の健康・骨粗鬆症予防成分のターゲットとその作用点

2-6 歯の健康・う蝕予防成分

2-6-1 歯の構造

哺乳動物の歯は，一般に食物を噛み砕き，唾液と混ぜ合わせることで嚥下を容易にするという物理的消化の一部を担っている。成人では，上顎と下顎を合わせて 28 〜 32 本の歯が口腔内に存在する。4 本の幅があるのは，"親知らず"とよばれる第 3 大臼歯が上下左右に生える人と生えない人がいて，最大では 32 本になる。歯は人体で最も硬い硬組織であり，歯の一部は骨よりも硬い。また，個々の歯は顎骨に開いた歯槽とよばれるくぼみに収まっているが，これらは歯根膜とよばれる結合組織で固定されている。歯科医院で抜歯の際には専用の器具で歯を脱臼させたり，引き抜いたりして，この結合組織を切断し歯を抜く。

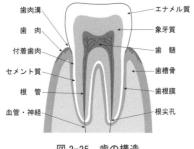

図 2-25 歯の構造

歯肉溝
歯 肉
付着歯肉
セメント質
根 管
血管・神経
エナメル質
象牙質
歯 髄
歯槽骨
歯根膜
根尖孔

歯の構造を図 2-25 に示した。歯肉より露出し，通常，口腔内で見ることのできる部分を歯冠，歯肉に隠れて歯槽に埋まっている部分を歯根，両者の境界部で細くなっている部分を歯頸とよぶ。歯の内部構造としては，中心部に歯髄腔とよばれる神経や血管を収める空洞があり，それを象牙質が取り囲む。歯冠部の象牙質表面はさらにエナメル質で覆われ，歯根部ではセメント質がその表面を覆っている。歯を構成しているこれらの組織は，図 2-26 に示したように，結晶化したハイドロキシアパタイト （$Ca_{10}(PO_4)_6(OH)_2$） を主とする無機質が主成分となることで，その特徴的な硬さを呈する。象牙質は約 70%，セメント質は約 60% が無機質で占められ，エナメル質に至っては約 96% が無機質である。特にエナメル質ではハイドロキシアパタイトが高い結晶性を示し，象牙質や

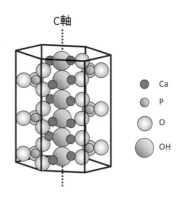

C軸

Ca
P
O
OH

図 2-26 ハイドロキシアパタイトの結晶構造

ハイドロキシアパタイトの結晶は六角柱状を示す。
その中心軸（C 軸）に沿って OH が配位し，そのまわりをらせん状に取り囲むらせん軸カルシウムと，C 軸方向に配置される柱状カルシウム（図では省略）からなる。

セメント質よりも硬度が高く，動物の体の中で最も硬い。

2-6-2　歯の発生

　ヒトは，一生のうちに乳歯と永久歯の二組の歯をもつ。これを二生歯性といい，成長に合わせて 20 本の乳歯から 28 〜 32 本の永久歯に生え替わり，それ以外に新しく歯が生えたり，生え替わったり，成長することはない。一方で，齧歯類のように，歯が伸び続けるものは一生歯性という。乳歯と永久歯は，それぞれが生えてくる直前に作られているように思われるが，実際は両歯とも胎児期に発生が始まる。乳歯は生後 8 ヶ月を目途に萌え出しはじめて 2 歳ごろに生えそろうが，永久歯はその萌出がはじまる 6 ー 7 歳までの数年間をかけて形成される。基本的に歯の発生は歯冠部の象牙質の形成から始まり，並行してエナメル質が形成され，同時に歯根部へと象牙質が伸びていく。そして，やや遅れて歯根部にセメント質が形成される。萌出時にはエナメル芽細胞はすでに存在しないため，萌出後にエナメル質がう蝕や外的な損傷により欠損すると再生は不可能であるが，象牙質やセメント質は芽細胞が存在するため，再生（再石灰化）可能である。

2-6-3　代表的な歯科疾患

　口腔内には，哺乳動物などの腸内と同様に多くの細菌が棲息し，細菌叢を形成している。口腔常在細菌叢は，腸内細菌叢と同じく個人差や食生活などの環境による違いもあるが，その種類は 600 とも 700 ともいわれ，表 2-7 に示した菌種が培養可能な代表的な口腔内常在細菌である。口腔内に棲息する常在細菌の中には，う蝕の原因菌とされる *Streptococcus mutans* と *Streptococcus sobrinus*，そして歯周病に関与する細菌として注目されている *Porphyromonas gingivalis* など，ヒトにとって

表 2-7　代表的な培養可能な口腔内常在細菌

グラム陽性	グラム陰性
Streptococcus salivarius	*Bacteroides* sp.
Streptococcus mitis	*Fusobacterium* sp.
Streptococcus sanguinis	
Streptococcus mutans	以下の細菌は，歯周病発症時の歯肉溝
Actinomyces naeslundii	に多く認められる
Actinomyces viscosus	*Eikenella corrodens*
Actinomyces odontolyticus	*Actinobacillus actinomycetemcomitans*
Corynebacterium matruchotii	*Tannerella forsythensis*
Rothia dentocariosa	*Treponema denticola*
	Porphyqromonas gingivalis

有害な細菌も含まれる。これらの口腔内細菌は，細菌とその分泌物など
が凝集し，棲息密度の高い細菌コミュニティーであるバイオフィルムを
形成し，歯や口腔粘膜の表面に付着している。これが歯垢（プラーク）
であり，そこにカルシウム塩などが沈着して石灰化すると歯石となる。
ブラッシングなどのデンタルケアが適切に行われている場合，歯垢は増
加することなく，そこに含まれるグラム陽性球菌である *Streptococcus* 属
細菌が先に定着することで外来細菌の定着を抑制し，口腔内の感染症を
防いでいる。しかし，デンタルケアが不適切であれば歯垢は増加し，通
性嫌気性の *Streptococcus* 属細菌だけでなく，偏性嫌気性のグラム陰性桿
菌なども増殖できる環境になる。口腔内の *Streptococcus* 属細菌は歯の表
面のペリクルとよばれる唾液中糖タンパク質の吸着によって形成された
薄い層に対する付着能をもっている。歯垢が増加すると歯に直接には付
着できない細菌であっても，付着可能な *Streptococcus* 属細菌を足場にし
て間接的に付着し，歯垢内で増殖可能になり，さらに歯垢が増加する原
因となる。このような状態が長期間持続することで，様々な口腔内の疾
患を誘発することになる。

（1）う蝕

　う蝕とは，一部の口腔内細菌が産生する有機酸によって歯の表面が溶
かされ破壊された状態を示し，う蝕された歯がう歯で，これがいわゆる
"むし歯"である。う蝕部から，*S. mutans* や *S. sobrinus* は必ずといっ
ていいほど検出され，グルカンスクラーゼとよばれる酵素を分泌し，宿
主（ヒト）が摂取した食物中のスクロース（砂糖の主成分）からグルカ
ンを作り出す。グルカンとはグルコースが多数結合した多糖で，粘性が
高いため歯垢が形成されやすく，細菌増殖にとって好環境となる。増殖
した *S. mutans* や *S. sobrinus* は，自身のエネルギー産生のための糖代謝
の過程で，代謝産物として乳酸やギ酸を分泌する。これらの有機酸は歯
の最外層を構成するエナメル質に作用し，歯垢内の pH が 5.5 〜 5.7 に
低下するとハイドロキシアパタイトからカルシウムが溶出し，侵食され
ていく。これを脱灰といい，有機酸に由来する水素イオン（H^+）がハ
イドロキシアパタイトと反応して，カルシウムイオンとリン酸水素イオ
ンが放出される。通常は弱アルカリ性の唾液によって洗い流されること
で脱灰は抑制され，唾液中のカルシウムイオンによる再石灰化によって，
う蝕の進行も抑制される。

　しかし，頻繁に飴を舐めるなど糖分が常に補給されるような状態では
pH が低下した状態が維持され，再石灰化はなされずに，う蝕が進行する。
また，デンタルケアが不適切な場合も，同様に脱灰が進行してう歯とな

る。特に歯垢の溜まりやすい臼歯咬合面のくぼみや歯と歯の隣接面，歯と歯茎の境界である歯頸部などでは，う蝕が進行しやすい。

う蝕はその進行度により"カリエス（C）"表記で，C0：エナメル質の表面が軽度に侵食された状態，C1：エナメル質に限局したう蝕，C2：う蝕が象牙質まで進行，C3：う蝕が歯髄まで進行，C4：う蝕が歯根まで進行，と5段階に分類される。

（2）歯周病

歯周組織に発生する疾患全般のことを歯周病という。歯周組織は，歯肉，歯根膜，歯槽骨，歯のセメント質からなり，歯茎とされる歯肉と，その歯肉に隠れた歯の根元周辺の組織が含まれる。歯周病は炎症を伴う疾患が多いのが特徴であり，その原因の多くはう歯と同様，歯垢中の口腔内細菌である。歯周病に関与するのは *Porphyromonas gingivalis*，*Tannerella forsythensis* といったグラム陰性の嫌気性桿菌や，グラム陰性のらせん形をした *Treponema denticola* などがある。

不適切なデンタルケアにより歯垢が蓄積した状態が維持されると，歯肉に炎症が起こり，歯肉が腫れて歯肉炎となる。さらに長時間，歯垢が蓄積したままであれば，唾液に含まれるカルシウムが歯垢に沈着，石灰化し，歯石となる。歯と歯肉の境界部分には若干の隙間があり，これを"歯周ポケット"とよぶが，歯肉炎により歯肉が腫れるとその分のポケットが深くなる。そこに蓋をするように歯石が付着し，ブラッシングでは清掃できない空間が生まれ，歯垢が溜まりやすくなるとともに炎症も悪化する。さらに炎症が進行すると，歯槽骨の吸収がはじまり，歯を支えている土台が崩壊することになる。歯垢の付着による炎症は，そこに含まれる細菌が産生するリポポリサッカライド（LPS）といった毒素やプロテアーゼなどの酵素によって歯肉組織が傷害され，それに反応した免疫細胞が産生する炎症性サイトカイン（IL-1β，IL-6，IL-8など）によって炎症が増悪する。

また，歯周病は歯周組織の炎症や歯の脱落といった口腔内の症状だけでなく，様々な全身症状を引き起こすことも問題となっている。歯周病原因菌が病巣から血管内に侵入し，心臓を取り囲む冠状動脈や心臓内の弁や内膜に付着・増殖すれば心筋梗塞や狭心症などの心臓病，脳の血管であれば脳卒中といったように生命を脅かすような重篤な疾病を引き起こす可能性がある。その他にも，炎症によって免疫細胞が分泌するサイトカイン TNF-α が体内での糖の利用を抑制して糖尿病を悪化させる。

2-6-4　食品成分による歯科疾患の予防・改善

　口腔内を健康に保つには，ブラッシングなどのデンタルケアを適切に行い，それを定期的な歯科検診によりチェックすることが重要かつ基本であるが，以下の成分や物質を上手く利用することで，う蝕などに対する予防効果を高めることができる。

（1）フッ素

　歯の表面のエナメル質は，前述のとおりハイドロキシアパタイトが主成分であり，非常に硬度が高い反面，有機酸により容易に侵食される特徴がある。しかし，ハイドロキシアパタイト中のヒドロキシ基（-OH）がフッ素に置換すると，ハイドロキシアパタイトよりも結晶性が高く，有機酸による脱灰にも耐性が高いフルオロアパタイトとなり，う蝕に対しても抵抗性を示すようになる。このため，フッ素はう蝕予防として，歯科医院などで歯面塗布や洗口液として処方されたり，一般にも歯磨き粉に含まれる形で販売されている。なお，フッ素は我々が日頃，摂取している食品にも含まれており，特に魚介類や食塩には数 ppm ～数十 ppm，緑茶葉では数百 ppm も含まれている。

（2）キシリトール

　キシリトール（$C_5H_{12}O_5$）は左下（欄外）の構造をした糖アルコールで，砂糖の主成分であるスクロースと同程度の甘味を呈するが，カロリーはその 60% 程度しかない。天然にはイチゴやラズベリーなどの果実，カリフラワーやナスといった野菜にも含まれる。工業的には白樺などの木部に含まれるヘミセルロースを加水分解して得られたキシロースを原料に，キシロースのアルデヒド基を還元して，キシリトールを製造する。

　口腔内の常在細菌のうちグラム陽性菌は，一般的に糖類の取り込みに，糖ホスホトランスフェラーゼ（糖 PTS）系とよばれる輸送系を利用する。キシリトールはその PTS 系によって菌体内に取り込まれるが，糖アルコールであるためエネルギー源としては利用されずに，さらに解糖系などで分解される他の糖の利用を阻害してしまう。そして，PTS 系による糖の取り込みは能動輸送なので，エネルギーは消費され続ける。その結果，細胞内のエネルギーが枯渇することで菌の活動が弱くなり，最終的には停止するという興味深い抗菌メカニズムである。*S. mutans* はグラム陽性菌であるので PTS 系が存在し，ヒトがキシリトールを摂取することで他の糖の代謝による有機酸やグルカンなどの多糖類の産生が抑制される。その結果，歯垢内の pH 低下が緩和され，耐酸性のある *S. mutans* や乳酸桿菌の常在細菌叢に占める割合が減少し，う蝕のリスクが低減する可能性がある。しかし，キシリトールにはう蝕防止の効果は

---

word　糖アルコール

　単糖のカルボニル基が還元されアルコールとなったものを糖アルコールといい，キシリトールの他，甘味料として用いられるソルビトールやマンニトールも糖アルコールである。糖アルコールの多くは水への溶解時に吸熱反応を起こすことから，清涼感ある甘味を示す。一般に消化吸収や代謝を受けにくいので，低カロリー甘味料として利用されているものが多い。

　また，最近では，キシリトールやエリスリトールといった糖アルコールで処理した吸熱性をもつ衣服が販売されている。これは，糖アルコールを繊維に結合しやすい樹脂と重合させ，繊維の中に染みこませたもので，洗濯などでも溶け出さないよう工夫してある。汗や不感蒸泄（皮膚からの蒸散する水分）の水分によって前述の吸熱反応が起こり，衣服内の温度が数度低下し，涼感を得られる。

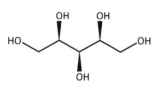

キシリトールの化学構造

ないので，スクロースなど一般の糖類が含まれている食品では，それら
の糖から作られた有機酸により，キシリトールが配合された食物でもう
蝕は進行してしまう。

（3）カルシウム

　歯の脱灰が始まったばかりの C0（カリエス，ゼロ）程度のごく初期
のう蝕では，ブラッシングなどの適切なデンタルケアによってう蝕の進
行を抑制すれば，再石灰化によってエナメル質が修復される。修復に必
要なカルシウムイオン（Ca^{2+}）やリン酸イオン（HPO_4^{2-}，$H_2PO_4^-$，
PO_4^{3-}）は通常，唾液によって供給されるが，積極的に口腔内にこれら
のイオンを供給することで再石灰化を促進することができる。よく知ら
れているのがリン酸化オリゴ糖カルシウムである。「歯の健康維持に役
立つ」というヘルスクレームで，リン酸化オリゴ糖カルシウムは特定保
健用食品の認可を受けている関与成分である。唾液中にリン酸イオンは
豊富に含まれているので，カルシウムイオンを重点的に補充することで，
再石灰化が促進される。

──コラム：お歯黒とむし歯──

　江戸時代の浮世絵の美人画などを見ると，歯を黒
く染める「お歯黒」が施されている。今日では白く
美しい歯を求めてホワイトニングなどの審美歯科分
野も非常に発展しているが，江戸時代では化粧の1
つとしてお歯黒が行われていた。お歯黒の歴史は古
く，7世紀にはすでに行われていたらしい。後に女
性の成人の儀式として広く行われるようになり，江
戸時代には既婚女性の証として行われるようになっ
た。すなわち，当時の人の間で，お歯黒にはう蝕を
防ぐ効果があることがわかってきて，う歯予防のた
めに「お歯黒」を習慣化したとも推察される。

　お歯黒は，染料として酢に酒や鉄くずを入れて溶
かした鉄漿水（かねみず）と，ウルシ科のヌルデの木にできる虫
こぶを粉末にした五倍子粉（ふしこ）を混ぜて使用する。鉄漿
水中の酢酸第一鉄は歯の表面で酸化して酢酸第二鉄
となり，さらに五倍子粉中のタンニン酸と反応して
タンニン酸第二鉄となる。これが不溶性の黒色物質
として歯を黒く染める。

　結果的には，歯の表面をコーティングすることに
なり，口腔内細菌の産生する有機酸によるう蝕に対
して耐性があった。

2-7 抗疲労効果成分

2-7-1 疲労とは

（1）疲労と疲労のメカニズム

「疲労」とは，「身体的あるいは精神的負荷を連続して与えられた時にみられる一時的な身体的および精神的パフォーマンスの低下現象」と定義できる。疲労が起こるメカニズムとして，図2-27のとおり，人が作業，運動や労働など（生命活動）をする ⇒ 酸素を大量に消費（呼吸）する ⇒ 活性酸素が大量発生する ⇒ 細胞が損傷を受け疲労因子（ファティーグ・ファクター：FF）が体内に放出される ⇒ 生物学的な機能が低下し疲労する というスキームが提唱できる。活性酸素は細胞障害や脂質過酸化を引き起こし，疲労の発生にも関与すると考えられている。

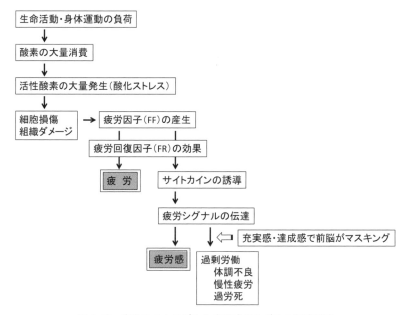

図 2-27　疲労のメカニズムと疲労感のシグナル伝達経路

（2）疲労と疲労感の違い

一般に「疲労」は，「疲労感」とほぼ同義語で使われているが，その両者は異なる解釈になる。面白くない単純作業はすぐに飽きることで疲れてしまうが，やりがいのある仕事や楽しい作業，遊びなどで時間を費やすと，身体は疲労しているのに疲労感が少なかったり，疲労感がなかったりする。マラソンで優勝した選手は2時間以上も高速で休みなく

42.195 km を走っており，肉体的には極限の「疲労」状態であるはずだが，「疲労感」はあまり感じていないようにみえることでイメージできる。

　動物は，図 2-27 のとおり，細胞から疲労因子が放出され，その因子によってサイトカインが誘導され，脳に疲労シグナルが伝達されることで疲労感を覚えると，身体を休めて回復に努める。しかし，脳が認識する「疲労感」とは人が頭で考える意欲や達成感に大きく影響される。人だけが感情をつかさどる前頭葉が発達しているため，意欲や達成感で疲労をブロックしてしまい，その結果，身体は疲れているのに酷使することがある。

　その例として，達成感のある仕事をしている人に過労死が多い。つまり，やりがいのある仕事は達成感を生み，この達成感が疲労をマスキングしてしまい（図 2-27），その結果，「疲労感なき疲労」が蓄積し，過労死をまねいている可能性がある。この「疲労感なき疲労」の状況は，科学的にも証明されている。

（3）疲労回復と慢性疲労（症候群）の違い

　動物の身体では，細胞から放出された疲労因子を認知して疲労回復因子（ファティーグ・リカバー・ファクター：FR）がつくられ，それにより身体は疲労回復する。睡眠時やストレッチ，軽いジョギングなどの運動により疲労回復因子がつくられ，それらが疲労回復に効果的だとされてきた経験が科学的にも理論づけられている。そして，高齢になるに従って疲労回復因子がつくられる量も低下する。

　疲労感は，本来，身体を守る大切な感覚であり，強い疲労感が続く場合は病気のシグナルの可能性がある（図 2-27）。慢性疲労は，図 2-28 のとおり，感染症や化学的，生物学的，社会心理的なストレスが誘因となって引き起こされた神経・内分泌・免疫系の変調に基づく病態であり，トランスフォーミング増殖因子（TGF）-β やインターフェロンなどの免疫物質の異常が引き起こす脳・神経系の機能障害であることがわかってきた。

2-7-2　科学的根拠の得られている抗疲労食品

　疲労の解消には，適切な休養（睡眠）・適度な運動・有効な食事のどれもが重要な役割を果たすと考えられている。休養（睡眠）と適度な運動は，疲労回復因子をつくることで説明されている。疲労のメカニズムに，活性酸素が関わっている考え方が支持されていることから，抗酸化食品や活性酸素消去能をもつ食品は，抗疲労食品とも考えられる。以下，科学的根拠の得られている食品素材について述べる。

---

word 唾液で疲労度がわかる

　疲労原因物質が体内で増えると，人間がもっているヒトヘルペスウイルス（HHV-7 など）が増加する。興味深いことに，人が疲労すると，唾液中のヒトヘルペスウイルスは，通常時に比べて数倍から数十倍に増大する結果が得られた。したがって，その人の唾液中のヒトヘルペスウイルス数を測定すれば疲労度を推定することができる。

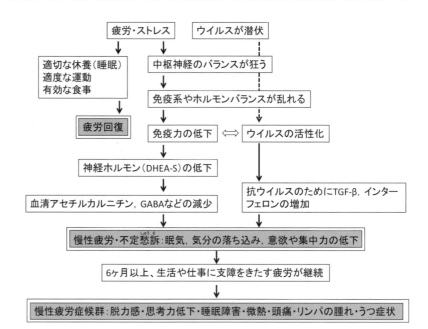

図2-28　疲労が慢性化するメカニズム

（1）イミダゾールジペプチド（アンセリン・カルノシン）

　イミダゾールジペプチドは，L-ヒスチジンとβ-アラニンが結合したペプチドである。イミダゾールジペプチドは興味深いことに，マグロや鮭など大型回遊魚の筋肉や渡り鳥の翼のつけ根の筋肉からみつかった成分である。人では，骨格筋や脳などエネルギー消費が激しく疲労する場所に多く存在している。

　健常なヒトによる二重盲検プラセボ対照クロスオーバー比較試験で，イミダゾールジペプチド 400 mg を 4 週間摂取することにより，それを摂取しなかった期間と比べて，疲労感の軽減と身体的パフォーマンス低下の抑制が確認された。

　イミダゾールジペプチドは，生体内での抗酸化効果によって酸化ストレスを軽減し，またダメージを受けた細胞の修復に貢献する機能が示唆されている。

（2）5-アミノレブリン酸

　5-アミノレブリン酸は分子量が 131 の水溶性のアミノ酸で，消化管上部で 9 割以上が吸収される。5-アミノレブリン酸はワイン（特に赤ワイン），日本酒やその酒粕，ビール，酢などの醸造製品に多く含まれ，野菜類ではホウレン草，カイワレ大根，茶葉に含まれている物質である。また，生体でも，ミトコンドリア内で，グリシンとスクシニル CoA から，

──コラム：二重盲検プラセボ対照クロスオーバー比較試験──

　以下の３つの項目を含んだ実験であり，得られた結果の信憑性は高くなる。

　「プラセボ対照」とは，プラシーボ効果（思い込み効果）を除去するために，医師にも被験者にも，どちらが薬効のある「披検薬」で，どちらが薬効のない「プラセボ」であるかを，わからないようにして治験を進める方法である。

　「二重盲検」とは，各被験者に割り付けられた治験を，被験者および治験実施医師だけでなく，治験依頼者，被験者の治療や臨床評価に関係する治験実施医師のスタッフも含めて知らないことを意味する。

　「クロスオーバー比較試験」とは，2群の各被験者に，被検物質と対照物質について時期を互いにずらして投与し，それぞれの結果（反応）を評価する試験方法である。つまり，A群は「時期１：被検物質　→　時期２：対象物質」，B群は「時期１：対象物質　→　時期２：被検物質」という実験デザインになる。

5-アミノレブリン酸合成酵素により生合成される。これらの点から摂取量は考慮するとしても，安全性の高い物質であることが理解でき，すでに光合成細菌（*Rhodobacter sphaeroides*）を用いる大量生産のシステムが構築されている。

　5-アミノレブリン酸の興味深いのは，①体内に吸収されてもタンパク質の材料にはならないので，元の物質のまま変性しない，②アルブミンなどの物質に吸着されない性質をもつので，身体全体の細胞に運搬される，③最終的に細胞中のミトコンドリアの中まで到達し，電子伝達系のエネルギー代謝に関与する，という点である。5-アミノレブリン酸はミトコンドリアの中でヘムを作り出す。このヘムが十分にあれば，より多くのエネルギーをつくることができる。ミトコンドリア内の5-アミノレブリン酸量が多ければ，多くのヘムを作り出すことができ，最終的に多くのエネルギーが得られる。年齢とともに，生体内で5-アミノレブリン酸の産生量が低下することからも，この物質の機能や性質がうかがえる。

（3）アスタキサンチン

　アスタキサンチンは，カニやエビなどの甲殻類，サケ，タイ，コイ，金魚など赤橙色を呈する魚類が保有する色素である。また，微細藻類であるヘマトコッカス藻（*Haematococcus*）にも，その産生能があり，工業的にはヘマトコッカス藻からの製造が主流である。

　アスタキサンチンが示す抗疲労効果のメカニズムには，活性酸素消去能，抗炎症作用と血流改善作用が考えられている。アスタキサンチンは，活性酸素消去能によって細胞損傷を抑制するが，特に，ミトコンドリア内の活性酸素を消去することでその機能の損傷を防ぎ，運動時の持久力

word　がん治療への 5-アミノレブリン酸の応用

　がん細胞は，正常な細胞に比べて熱に弱い性質があるので，全身あるいはがん細胞のある部分に対するマイクロ波やラジオ波を用いた温熱療法が効果的である。温熱療法は，放射線療法や化学療法に比べて，副作用の少ないがん治療法である。

　5-アミノレブリン酸は，正常細胞のミトコンドリア内でヘムという物質をつくるが，がん細胞では，このしくみがうまく機能せず，プロトポルフィリンIXになり，これががん細胞にダメージを与える。がん細胞に対する温熱療法と組み合わせることで，温熱療法の効果が高まるという報告がある。

を向上させることが，マウスやヒトの実験で立証されている。抗炎症作用と血流改善作用は，その関連の中での効果として理解できる。また，アスタキサンチンは米国 FDA から GRAS 認証を受けたことで，その安全性が保証された。

（4）ベンジルグルコシノレート

マカは，ペルーなど南米のアンデス地方で栽培されるアブラナ科の植物で，それを食べることで持久力の向上や抗疲労効果のあることが知られていた。そこで，マカ抽出物あるいはマカに多く含まれるベンジルグルコシノレート摂取群を，無投与群と比較することで，有意な持久力向上が確認された。この研究の信憑性の高さは，摂取するベンジルグルコシノレートの濃度が高くなるほど，持久力と抗疲労作用が向上していることである。

マウスによる運動負荷試験において，無投与群は 15 分間の遊泳運動の後，血中のグルコース濃度が低下するのに対し，ベンジルグルコシノレート摂取群ではほとんど変化しなかった。また，血中の遊離脂肪酸濃度も高い結果であった。すなわち，ベンジルグルコシノレートの摂取は，糖代謝より優先して体内の脂肪細胞から脂肪をきりだし血中内でエネルギーとして使っていることがうかがえる。ベンジルグルコシノレートには，その他にも数多くの効能が報告されており，今後さらに詳細に解析される必要が残されているものの，興味深い物質だと思われる。

（5）ポリフェノールを含む種々の食品

ポリフェノールは，ほとんどの植物に含まれる色素や苦み成分の総称で，約 4,000 〜 5,000 種類が確認されている（p. 18 の word および p. 69 を参照）。本来，ポリフェノールは植物が光合成する際に生成される成分であるが，それが人の身体に対して活性酸素を消去する抗酸化物質として機能することがわかった。ポリフェノールが強い抗酸化性を発揮するのには，ベンゼン環に結合した水酸基が重要な役割を果たしている。これらの水酸基は，他の物質の身代わりになることで素早く酸化される性質があるからである。また，酸化反応では，銅や鉄などの金属が，しばしば遊離の状態で存在する必要がある。ポリフェノールが強い抗酸化性を示すもう 1 つの理由は，複数の水酸基によるこれら金属の捕捉機能（キレート形成能）があるからである。すなわち，ポリフェノールは金属を捕捉することによって酸化を抑制する。その結果，生体での活性酸素の消去により細胞の攻撃を防御し，疲労物質を産生させないという効果がある。

赤ワインは，赤紫のブドウの皮由来のポリフェノールの一種であるアントシアニンを多く含み，活性酸素消去の機能を有するが，赤ワインは

5-アミノレブリン酸を含むことでエネルギー代謝促進作用をもち，さらに，アルコールのリラックス効果によるストレス解消や疲労回復につながる。すなわち，赤ワインは，1つの食品で複数の物質と機能による抗疲労効果を有している。

（6）その他

抗疲労効果のある食品としては，古くより梅肉（エキス）やニンニク（エキス）が知られている。トゲドコロ（イモの一種）には運動機能向上作用や抗疲労効果がある。これらの食品については，その作用成分やメカニズムの研究が待たれる。また，アサイーはヤシ科の植物の実であるが，ポリフェノールを多く含有しており（ブルーベリーの18倍），ポリフェノールのもつ活性酸素消去能による抗疲労効果を有する。また，アサイーは鉄分も多く含む点から，貧血対応や疲労回復に貢献していると考えられる。

2-7-3　抗疲労食品への期待と展望

ここで取り上げた物質は，健常な体内でつくられていたり，日常的な食べ物の中に含まれている成分の機能を明らかにしたものであるため，その摂取量の吟味は必要かもしれないが，一般的に安全性は高い。すなわち，副作用は一般には考えられず，レベルの高いスポーツ選手が懸念するドーピングも気にしないで，抗疲労効果を得られる。前述のアスタキサンチンのように米国FDAからGRAS承認を受けたものもある。

近年，特に日本社会では年功序列制度や終身雇用制度の根幹がゆらいでいることで，仕事内容の競争が激化し，オーバーワークやストレス感が増加している。それにともない，普段の仕事で疲労し，また，うつ病の罹患率も高くなっている。また，その忙しさなどから食事の質が低下することで，食事成分のもつ抗疲労効果の恩恵を受けることが少なくなっている可能性がある。抗疲労効果が実証されていない栄養ドリンクは，カフェインやアルコールによる覚醒効果や気分高揚感で疲労感をマスキングしている事情もありながら，年間200〜250億円の市場となっており，いかに日本国民が「疲れ」を実感しているかがうかがえる。

そこで，科学的な視点から抗疲労効果をもつ成分を理解し，積極的に「身体を疲れにくくする食品」を食べることは，本人のためであり，それが安定的に労働力を提供することにより社会貢献につながる。抗疲労効果のメカニズムは今のところ抗酸化効果にいきついているが，今後，新たな作用機序が発見されることが期待される。そして，ここで取り上げた物質以外にも，疲労を回復させる食品やその成分があると考えられ，

その科学的な情報が現代社会に求められている。

─ コラム：フレンチ・パラドックス ─

　ポリフェノールは，果実や野菜などを変色させ，特に渋みの原因物質になるので，従来は敬遠される存在であった。しかし，ポリフェノールのもつ効果への関心が一気に高まる契機となったのが，「フレンチ・パラドックス」という研究発表になる。

　一般に，動物性脂肪を摂りすぎると心臓病になりやすい。そこで，ヨーロッパ各国での動物性脂肪を乳脂肪として，その摂取量と動脈硬化などによる心臓病の死亡率との関係が調べられた。その結果，下図のとおり，摂取量の増加に伴い死亡率が上昇する傾向が認められた。しかし，フランスでは動物性脂肪を多く摂っているのに，心臓病による死亡者数が少ない。逆に，イギリスではその摂取量の相関からみて死亡率が高い傾向にある。この原因の少なくとも一部は，両国での消費量に大きな差のあるワインにあるとして，ワインが心臓病による死亡率を抑える傾向があることを「フレンチ・パラドックス」という言葉を用いて現された。そして，ワインに含まれるポリフェノールのもつ抗酸化効果の研究へと進展していった。赤ワインの効果は，心臓病に対してだけではなく，本文中にも記載した疲労回復効果を考慮すると，寿命そのものにも良い影響を与えていることが示唆される。

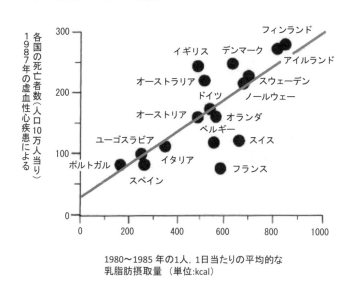

ヨーロッパ各国での動物性脂肪量（乳脂肪として）と動脈硬化などによる心臓病の死亡率との関係

Renaud S., *et al.*, Wine, alcohol, platelets, and the French paradox for coronary heart disease, *Lancet*, **339**, 1523-1526 (1992).

2-8　活性酸素と抗酸化成分

2-8-1　活性酸素と疾病

　活性酸素は生体内で重要な生理作用をもっているが，多くの疾患の原因ともなっている。活性酸素と因果関係が疑われている疾患は全疾患の9割を超えるともいわれている。特にがんと老化は活性酸素と強い関係がある。活性酸素はその高い反応性により，DNAやタンパク質，その他の生体分子を攻撃し，がんのイニシエーションおよびプロモーションの過程にも関与する。また，心筋梗塞や脳梗塞などの原因となる動脈硬化は，酸化変性した低密度リポタンパク質（LDL : low-density lipoprotein）を，マクロファージが貪食し，肥大化した泡沫細胞となって動脈壁に集積して形成される（図2-29）。

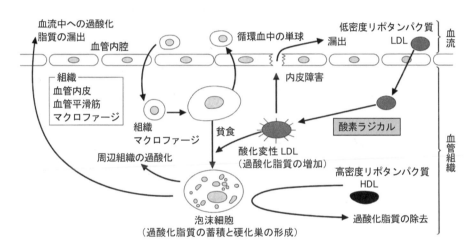

図 2-29　リポタンパク質の脂質過酸化と動脈硬化の形成

2-8-2　食品の抗酸化能

　食品中には抗酸化成分が数多く存在する。これらの食品を摂取し，酸化を抑制することにより，様々な疾病の予防が期待されている。

（1）ビタミンE

　ビタミンEは，代表的な脂溶性抗酸化成分で，α，β，γ，δ-トコフェロールとトコトリエノールが存在する。食事から摂取されたこれらのビタミンE同属体は，消化管から吸収されて肝臓に取り込まれた後，α-トコフェロールが優先的に生体のα-トコフェロール輸送タンパク質に結合し血中へ輸送され，他の同族体は肝細胞内で代謝される。そのため，

━ コラム：活性酸素 ━

ヒトなどの好気性生物は呼吸により大量の酸素を吸収し，効率の良い酸化還元によるATP産生を行っている。大気中の酸素分子は，反応性の低い三重項酸素である。酸素は三重項（ペアになっていない電子を2個持つバイラジカルの状態）で最も安定で反応性が低い。しかし，体内で還元される過程で，一部が反応性の高い活性酸素とよばれる分子に変換される。活性酸素とは，三重項酸素に対して反応性の高い酸素分子種の総称である。以下に代表的な活性酸素分子種を示す。

一重項：電子ペアによって酸素原子同士がお互いに結合している状態。

ラジカル（二重項分子）：ペアをつくっている電子の1個が取れた状態。

スーパーオキシド（O_2^-）：O_2の一電子還元により，1つの不対電子を持っている状態。ミトコンドリアにおけるATP産生過程で大量に発生する。その発生量は消費酸素の1％程度といわれている。一電子還元されて容易に過酸化水素に変化する。スーパーオキシド自身の酸化力は強くないが，一酸化窒素と反応すると強力な酸化力をもつペルオキシナイトライト（$ONOO^-$）を生成する。

過酸化水素（H_2O_2）：不対電子を持っていないのでフリーラジカルではないが，不安定で酸素を放出しやすく，2価の鉄イオンなどと反応してヒドロキシラジカルを生成する。

生体で発生する活性酸素

1) 三重項酸素が1電子還元されて生じるスーパーオキシド（O_2^-）
2) 反応性が非常に高いヒドロキシラジカル（$\cdot OH$）
3) ヒドロキシラジカルになる手前の過酸化水素（H_2O_2）
4) 皮膚や眼で紫外線照射により構造間反応によって生じる一重項酸素（$^1O_2$）

三重項酸素 （ふつうの酵素）	一重項酸素	スーパーオキシド	過酸化水素	ヒドロキシラジカル
酸素原子2個からなる。両側の不対電子同士がペアをつくって安定。	片側の電子がもう一方の軌道に入り，軌道が1つガラ空き状態に。非常に反応性に富む。	酸素から，片側が不対電子となり不安定となる。スーパーオキシドディスムターゼ（SOD）により消去される。	酸素原子2個と水素原子2個からなる。不対電子はないがとても不安定である。カタラーゼにより消去される。	最も反応性に富んだ活性酸素。酸素原子1個と水素原子1個からなる。

血中および組織中に存在するビタミンE同族体の大部分がα-トコフェロールであり，食事摂取基準において，ビタミンEはα-トコフェロールのみを指標として策定されている。α-トコフェロールは生体膜やリポタンパク質の脂質層に存在し，脂質に対する抗酸化能を発揮している。α-トコフェロールは，脂質ペルオキシラジカル（LOO・）を捕捉する反応により，脂質の過酸化反応を抑制する（図2-30）。ビタミンEの抗酸化活性はラジカル捕捉作用のほかに，一重項酸素（$^1O_2$）の消去作用もあり光増感酸素酸化の防止にも有効である。

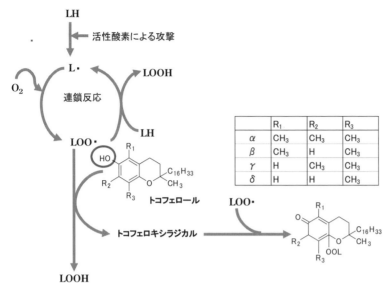

図 2-30　ビタミン E の抗酸化作用

　酸化で生じる過酸化物（脂質ヒドロペルオキシド）は室温でも分解し，アルデヒドやケトンなどのカルボニル化合物，そしてアルコール，炭化水素，アルデヒドの酸化生成物であるカルボン酸などの二次生成物を生じる。生成した化合物が揮発性でにおいをもつ場合，これが酸敗臭の原因となり，重合して多量体を形成すると粘度が上昇する。また，脂質ヒドロペルオキシドはタンパク質など食品中の他の成分とも反応し，その化学構造が変化するため，食品の品質，栄養価，機能性の低下につながる。

（2）ビタミンC（アスコルビン酸）

　ビタミンCには還元型（アスコルビン酸）と酸化型（デヒドロアスコルビン酸）がある。通常，アスコルビン酸は還元型で存在しているが，一電子が引き抜かれる反応によってデヒドロアスコルビン酸に酸化され，この過程でスーパーオキシドやヒドロキシラジカルなどのラジカルを還元することにより活性酸素を無毒化する（図 2-31）。ビタミンCは水溶性ビタミンであるため，水溶性ラジカルとの反応性が高い。生体内ではアスコルビン酸が，生体膜表面でビタミンEラジカルを再生することが知られている（相乗剤としての効果）。

（3）カロテノイド

　植物葉緑体では，カロテノイドが光エネルギーを取り込んで励起一重項状態になり，続いてそのエネルギーをクロロフィルに渡すことによって光合成が開始される。カロテノイドは栄養学的にはプロビタミンAで，一般にイソプレン（炭素5個）を8個もつテトラテルペン（炭素数40個）

コラム：脂質の自動酸化

脂質は，酸素，光，温度，酵素，金属，水分などにより酸化を受ける。このうち最も重要な酸化反応は空気中の酸素（三重項酸素）と常温で反応する自動酸化である。これらは，酸素があるだけで自動的に進行するラジカル連鎖反応である。

ラジカル連鎖反応は，開始反応，連鎖反応，終結反応の三段階に分けられる。

① 開始反応

不飽和脂肪酸（LH）の活性メチレン基（$-CH=CH-CH_2-CH=CH-$）から，水素が引き抜かれる。これによりアルキルラジカル（炭素ラジカル L・）が生成する。

$$LH \longrightarrow L\cdot + H\cdot$$

② 連鎖反応

L・は酸素と反応してペルオキシラジカル LOO・

になる。LOO・は，他の脂肪酸から水素を引き抜きヒドロペルオキシド LOOH になる。この反応で新たな L・が生じ，ラジカル反応が繰り返されて酸化が進む。

$$L\cdot + O_2 \longrightarrow LOO\cdot$$
$$LOO\cdot + LH \longrightarrow LOOH + L\cdot$$

③ 終結反応

ラジカル同士の重合や，抗酸化物質によりラジカルが捕捉されると，安定な非ラジカル化合物が生じ，自動酸化は抑制される。

$$2L\cdot \longrightarrow LL$$
$$LOO\cdot + L\cdot \longrightarrow LOOL$$
$$2LOO\cdot \longrightarrow LOOL + O_2$$
$$2LOO\cdot \longrightarrow 2LO\cdot + O_2 \qquad 2LO\cdot \longrightarrow LOOL$$

---

word　スーパーオキシドジスムターゼ

呼吸などによって酸素を利用する我々の身体は，体内での活性酸素の発生に対して抗酸化酵素を備えている。その中心的な役割を果たしているのがスーパーオキシドジスムターゼ（SOD）である。SODは，

$$2O_2\cdot^- + 2H^+ \longrightarrow H_2O_2 + O_2$$

の反応を触媒し，スーパーオキシドを酸素と過酸化水素へ不均化する。不均化とは2つの同一種の物質から，異なる二種類の物質を生じる反応のことで，この場合は，O_2^-よりH_2O_2とO_2を生成する反応を指す。生成した過酸化水素は，カタラーゼやペルオキシダーゼなどによって分解される。

SODとカタラーゼは，好気生物が活性酸素を消去するのに中心的な役割を果たしているシステムである。

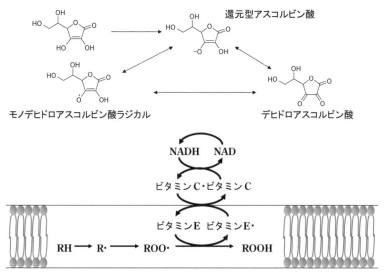

図 2-31　ビタミンCとビタミンEの抗酸化作用と捕捉効果

誘導体の炭化水素をカロテン類（β-カロテン，リコペンなど），それ
らの酸素含有の誘導体をキサントフィル類（ルテイン，アスタキサンチ
ンなど）と分類している（図2-32）。カロテノイドの抗酸化作用は，主
に一重項酸素の消去とフリーラジカルの捕捉である。カロテノイドは一
重項酸素からエネルギーを受け取り，酸素分子を基底状態に戻す。エネ
ルギーを受け取って励起されたカロテノイドは，熱エネルギーを放出し
自身は基底状態へ戻ることができる。これはカロテノイドの長い共役二
重結合に起因する。また，カロテノイドのラジカル捕捉活性は，ペルオ
キシラジカルを二重結合に付加して共役安定化し，ラジカル連鎖反応を
中断する。

（4）代表的なポリフェノールのフラボノイド

　フェノール性水酸基を複数もつ化合物をポリフェノールと総称し，非
常に多くの化合物群が包含され，抗酸化能を有する化合物群として知ら
れている（p. 18 の word および p. 62 を参照）。食品中のポリフェノール
の代表的なものがフラボノイドである。フラボノイドは C_6–C_3–C_6 の骨
格をもつ一群の化合物であり，基本骨格の C_3 部分の構造の違いにより
分類される。アントシアニンもフラボノイドであり，基本骨格をアント
シアニジンとよぶ（図2-33）。食品に含まれる代表的なフラボノイドには，
カテキン，ケルセチン，イソフラボンなどがある。カテキンを含む食品
には，お茶，紅茶，カカオ，赤ワインがあり，ケルセチンを含有するも
のには，タマネギ，ブロッコリーなどがある。また，イソフラボンは大
豆などのマメ科の植物に多く含まれている。これらのフラボノイドは，

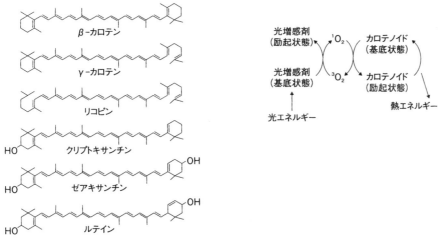

図 2-32　カロテノイドの抗酸化作用

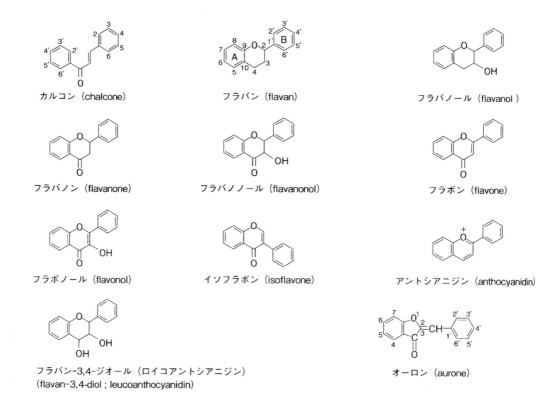

カルコン（chalcone）　　　　フラバン（flavan）　　　　フラバノール（flavanol）

フラバノン（flavanone）　　　フラバノノール（flavanonol）　　　フラボン（flavone）

フラボノール（flavonol）　　　イソフラボン（isoflavone）　　　アントシアニジン（anthocyanidin）

フラバン-3,4-ジオール（ロイコアントシアニジン）　　　　オーロン（aurone）
(flavan-3,4-diol；leucoanthocyanidin)

図 2-33　フラボノイドの基本構造

ヒドロキシラジカル，スーパーオキシド，脂質ペルオキシラジカルのラジカルを捕捉する作用をもつ。フラボノイドのラジカル捕捉活性には，水素を供与するカテコール構造，2,3-位の2重結合，3,5位の水酸基の存在が重要である。カテコール構造を有するフラボノイドのラジカル捕捉を図2-34に示す。カテコール構造を有するフラボノイドは，ラジカル捕捉反応中に中間生成物σ-セミキノンラジカルを生成し，これが酸素分子と反応して活性酸素を生成させ，酸化障害を増加させることもある。

（5）フラボノイド以外のポリフェノール

フェニルアラニンやチロシンから生合成される C_6–C_3 の基本骨格をもつ化合物をフェニルプロパノイドと総称し，これが2〜4分子程度，重合した化合物をリグナンとよんでいる。コーヒーに含まれる代表的なフェニルプロパノイド系化合物であるカフェ酸やクロロゲン酸は，抗酸化成分である。また，ゴマ由来のセサミノールやターメリックの色素成分であるクルクミンはフェニルプロパノイドの重合体で，これらは生体に取り込まれてから構造が変化し，強い抗酸化活性を示す。

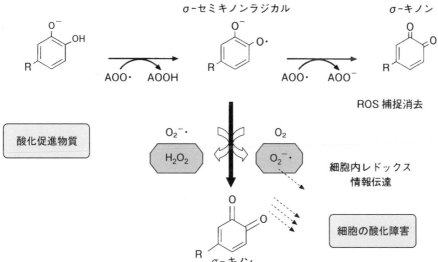

セサミノール

クルクミン

図2-34　カテコール型フラボノイドによるラジカル捕捉作用とROSの産生作用
ROS: 活性酸素種（reactive oxygen species）

─**コラム：活性酸素と寿命**─

　動物の体重あたりの酸素消費量と寿命の関係をみると，酸素消費量が多い動物は短命である。これは活性酸素の生成量に起因すると考えられており，エネルギー代謝率の高い動物，すなわち活性酸素を多く発生する動物ほど短命になるといえる。これらのことは，過度の運動付加によって寿命が短くなる，体温の高い動物ほど短命である，エネルギー制限によりラットの寿命が延びる，などによっても支持されている。これに対し，上述の活性酸素を除去するスーパーオキシドジスムダーゼ（SOD）活性の高い動物では寿命が長いことが報告されている（下図）。

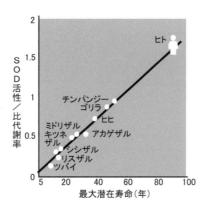

霊長類の SOD 活性と最大寿命

Talmasoff J. M, *et al*., Superoxide dismutase: Correlation with lifespan and specific metabolic rate in primate species. *Proc. Natl. Acad. Sci.*, USA, **77**, 2777-2781 (1980).

参考図書

■ 2-1　ミネラルの吸収促進成分

1) 米田俊之, 『新しい骨のバイオサイエンス』, 羊土社 (2002).

2) 野口忠　ほか, 『最新栄養化学』, 朝倉書店 (2000).

3) 荒井綜一　ほか, 『機能性食品の事典』, 朝倉書店 (2007).

4) 細谷憲政　監修, 『消化・吸収 －基礎と臨床－』, 第一出版 (2002).

■ 2-2　血糖上昇抑制成分

1) 野口忠　ほか, 『最新栄養化学』, 朝倉書店 (2000).

2) 齋藤忠夫　ほか, 『最新畜産物利用学』, 朝倉書店 (2006).

3) 荒井綜一　ほか, 『機能性食品の事典』, 朝倉書店 (2007).

4) 日本食物繊維学会　監修, 『食物繊維－基礎と応用－』, 第一出版 (2008).

5) 細谷憲政　監修, 『消化・吸収－基礎と臨床－』, 第一出版 (2002).

■ 2-3　抗肥満および脂質異常症の予防改善作用成分

1) 脂肪細胞の増殖, 杉原　甫, 第124回日本医学会シンポジウム記録集「肥満の科学」, 2003.

2) Kirsi AV, *et al*. 2009. Functional brown adipose tissue in healthy adult. *New Engl. J. Med.*, **9** : 1518-1525.

3) Hotta K, *et al*. Circulating concntrations of the adipocyte protein, adiponectin, are decreased in parallel with reduced insulin sensitivity during the progression to type-2 diabetes in rhesus monkeys. *Diabetes*., **50**, 1126-1133 (2001).

4) Takahashi K, *et al*. Adiposity elevantes plasma MCP-1 levels leading to the increased CD11b-positive monocytes in mice. *J Biol. Chem*., **278**, 46654-46660 (2003).

5) Xu H, *et al*. Chronic inflammation in fat plays a crucial role in the development of obesity-related insulin resistance. *J. Clin. Invest*., **112**, 1821-1830 (2003).

6) 「健康食品」の安全性・有効性情報, 独立行政法人国立健康・栄養研究所, https://hfnet.nih.go.jp/

7) Anil K, *et al*., Effect of n-3 fatty acids on VLDL production by hepatocytes is mediated through prostaglandins. *Biochem. Mol. Biol. Int*., **43**, 1071-1080 (1997).

8) Bordin P, *et al*., Effects of fish oil supplementation on apolipoprotein B100 production and lipoprotein metabolism in normolipidaemic males. *Eur. J. Clin. Nutr*., **52**, 104-109 (1998).

9) Christina W, *et al*., Cholesterol lowering effect of a soy drink enriched with plant sterols in French population with moderate hypercholesterolemia. *Lipids Health Dis*., **7**, (2008).

10）Fujita H, *et al.*, Fermented soybean-derived watersoluble Touchi extract inhibits α-glucosidase and is antiglycemic in rats and humans after single oral treatments. *J. Nutr.*, **131**, 1211-1213（2001）.

11）Fujita H, *et al.*, Fermented soybean-derived Touchi-extract with anti-diabetic effect via alpha-glucosidasa inhibitory action in a long-term administration study with KKAy mice. *Life Sci.*, **30**, 219-227（2001）.

12）Wakabayashi S. The effects of indigestible dextrin on sugar tolerance : III. Improvement in sugar tolerance by indigestible deztrin on the impaired glucose tolerance model. 日本内分泌学会誌, **20** : 594-608（1993）.

13）Rustan AC, *et al.*, Eicosapentaenoic acid inhibits hepatic production of very low density lipoprotein. *J. Inter. Med. Suppl*, **731**, 31-38（1989）.

14）Toeller M., α-Glucosidase inhibitors in diabetes : efficacy in NIDDM subjucts. *Eur. J. Clin. Invest.*, **3**, 31-35（1994）.

15）Weststrate JA, *et al.*, Plant sterol-enriched margarines and reduction of plasma total-and LDL-cholesterol concentration in normocholesterolaemic and mildly hypercholesterolaemic subjects. *Eur. J. Clin Nutr.*, **52**, 334-343（1998）.

16）Wu T, *et al.*, The effects of phytosterols/stannols on blood lipid profiles : a systematic review with meta-analysis. *Asia Pac. J. Clin. Nutr.*, **18**, 179-186（2009）.

■ 2-4　腸内環境を整える成分

1）Schloissnig S., *et al.*, Genomic variation landscape of the human gut microbiome, *Nature*, **493**, 45-50（2013）.

2）Sokol H., *et al.*, Faecalibacterium prausnitzii is an anti-inflammatory commensal bacterium identified by gut microbiota analysis of Crohn disease patients, *Proc. Natl. Acad. Sci. USA*, **105**, 16731-16736（2008）.

3）Ivanov II., *et al.*, Induction of intestinal Th17 cells by segmented filamentous bacteria, *Cell*, **139**, 485-98（2009）.

4）Prakash T., *et al.*, Complete Genome Sequences of Rat and Mouse Segmented Filamentous Bacteria, a Potent Inducer of Th17 Cell Differentiation, *Cell Host & Microbe*, **10**, 273-284（2011）.

5）Pasteur L., Mémoire sur la fermentation alcoolique. Comptes Rendus Séances de l'Academie des Sciences 45, 913-916, 1032-1036（1857）.

6）Kim S.-W., *et al.*, Robustness of gut microbiota of healthy adult in response to probiotic intervention revealed by high-throughput pyrosequencing, *DNA Res.*, **20**, 241-253（2013）.

7）須藤信行, ストレスと腸内フローラ, 腸内細菌学雑誌, **19**, 25-29（2005）.

8) Morita H., *et al.*, Comparative genome analysis of Lactobacillus reuteri and Lactobacillus fermentum reveal a genomic island for reuterin and cobalamin production, *DNA Res.*, **15**: 151-161（2008）.

9) Fukuda S., *et al.*, Bifidobacteria can protect from enteropathogenic infection through production of acetate, *Nature*, **469**, 543-547（2011）.

10) Wu S., *et al.*, A human colonic commensal promotes colon tumorigenesis via activation of T helper type 17 T cell responses, *Nature Med.*, **15**, 1016-1022（2009）.

参考図書

1) 上野川修一監修,『乳酸菌の保健機能と応用』, シーエムシー出版（2007）.

2) 伊藤喜久治編著代表, 五十君靜信, 佐々木隆, 高野俊明, 服部正平, 森田英利編著,『プロバイオティクスとバイオジェニクス』, エヌ・ティー・エス（2005）.

3) 乳酸菌研究集談会編,『乳酸菌の科学と技術』, 学会出版センター（1996）.

4) 中江利孝,『健康長寿の可能性「ケフィール」』, 女子栄養大学出版部（1989）.

■ 2-5 骨の健康・骨粗鬆症予防成分

1) 骨粗鬆症人口の推定, 山本逸雄, *Osteoporosis,* **7**, 10-11（1999）.

2) 平成17年度高齢社会白書 内閣府
http://www8.cao.go.jp/kourei/whitepaper/w-2005/zenbun/17index.html

3) 骨粗鬆症の予防と治療 GL 作成委員会編 ガイドライン（2006）.

4) 厚生労働省,「日本人の食事摂取基準2010年版」.

5) 食品機能性の科学, 食品機能性の科学編集委員会,（株）産業技術サービスセンター（2008）.

6) 小河宏,『イソフラボンとシグナル伝達』, 廣川書店（2007）.

7) 食品安全委員会,「大豆イソフラボンを含む特定保健用食品の安全性評価の基本的な考え方」, http://www.fsc.go.jp/hyouka/hy/_hy-singi-isoflavone_kihon.pdf（2006）.

■ 2-6 歯の健康・むし歯予防成分

1) 吉田勉　監修,『わかりやすい食品機能栄養学』, 三共出版（2010）.

2) 吉田勉　監修,『わかりやすい食品化学』, 三共出版（2010）.

3) 青柳康夫　編著,『改訂　食品機能学』, 建帛社（2008）.

■ 2-7 抗疲労効果成分

1) 日本疲労学会, 抗疲労臨床評価ガイドライン：日常生活により問題となる疲労に対する抗疲労製品の効果に関する臨床評価ガイドライン,（2011）.

2) 渡辺恭良　ほか, 最新・疲労の科学：日本発：抗疲労・効過労への提言, 医学のあゆみ, 228：593-742, (2009).

3) 梶本修身　ほか, 体を疲れにくくする食品, *Food Res.*, **2011**. 3, 30-37, (2011).

4) 上野川修一　ほか　編,『機能性食品の作用と安全性百科』, 丸善出版 (2012).

■ 2-8　活性酸素と抗酸化成分

1) 久保田紀久枝・森光康次郎編,『スタンダード栄養・食物シリーズ 5 食品学－食品成分と機能性－第 2 版』, 東京化学同人 (2008).

2) 吉田勉監修,『わかりやすい食品化学』, 三共出版 (2010).

3) 吉田勉監修,『わかりやすい食品機能性栄養学』, 三共出版 (2010).

4) 食品機能性の科学編集委員会,『食品機能性の科学』, 産業技術サービスセンター (2008).

循環系・神経系への作用

3-1 高血圧と降圧作用成分

3-1-1 高 血 圧

「2010年国民健康・栄養調査」によれば，30歳以上の日本人では男性の60.0％，女性の44.6％が高血圧症有病者（140／90 mmHg以上，表3-1）である。また，65歳以上の高齢者において，高血圧とそれが原因となる疾病（虚血性心疾患や脳血管疾患など）が，医療費の約1/3を占めている。日常生活において高血圧のリスクを減らし，高血圧にならないように予防することが重要である。

表3-1 成人における血圧値の分類

分 類	収縮期血圧		拡張期血圧
至適血圧	120 未満	かつ	80 未満
正常血圧	130 未満	かつ	85 未満
正常高値血圧	130 ～ 139	または	85 ～ 89
Ⅰ度高血圧	140 ～ 159	または	90 ～ 99
Ⅱ度高血圧	160 ～ 179	または	100 ～ 109
Ⅲ度高血圧	180 以上	または	110 以上

（「高血圧治療ガイドライン2009」より）　　　　　（単位／mmHg）

　血管を流れる血液の圧力が高くなると，つねに血管に負荷がかかり，動脈が傷みやすくなる。それと同時に，血液を高い圧力で送り出している心臓が多くのエネルギーを必要とし，障害をもたらす。この状態が続くと，心臓は過重労働に対応しようと肥大するとともに，血管（主に動脈）の壁は厚くなる。また，高い圧力によって血液成分が動脈の内壁に入りこんで，それにコレステロールが付着するなどして動脈硬化の原因となる。動脈硬化は全身で起こる可能性があり，とくに多くの血液を必要とする臓器である心臓や脳などでの血液の流れを悪くする。

　心臓に酸素や栄養を運ぶ冠動脈（冠状動脈）が硬くなると，血液の流

れが滞り，そこに血栓ができやすくなる。こうして血管が詰まり心筋が血液不足になるのが，虚血性心疾患（狭心症や心筋梗塞）である。一方，脳の動脈が硬くなると，心筋梗塞と同様に脳梗塞が起こる。また，硬くなった細い血管はもろくなり，そこに高い圧力がかかると，脳の血管が破れて出血が起こる（脳出血）。脳梗塞や脳出血など，脳の血管の障害が原因となって脳が正常にはたらかなくなる状態が脳卒中である。

3-1-2　血圧調節機構

我々の身体は血圧を調節するため，心臓が送り出す血液量，動脈の内径，血流中の血液量を変化させて対応している。すなわち，心拍数上昇，血管収縮，血液量増加により血圧は上昇し，逆に，心拍数低下，血管拡張や弛緩，体液量減少により血圧は低下する。血管平滑筋の収縮と拡張に関わる生理活性物質について，表3-2にまとめた。

コラム：水道のホース

水道のホースに水を流すとき，水を多くすれば，ホースはぴんと張りつめた状態になる。これは高い水圧がホースにかかっている状態で，血液量増加により血圧が上昇するイメージである。

また，水の流れているホースのどこかが押さえつけられて水が通りにくくなれば，水の量は少なくても，ホースはやはり張りつめた状態になる。これらの現象と同じように，血圧も，血管を流れる血液の通りづらさ（末梢血管の抵抗）で決まってくる。

表 3-2　血管平滑筋の収縮と拡張に関わる生理活性物質

血管平滑筋を収縮させる物質	血管平滑筋を拡張させる物質
アンジオテンシンⅡ	一酸化窒素（NO）
アドレナリン	ブラジキニン
ノルアドレナリン	アセチルコリン

血圧調節のしくみは，神経系と体液性の2つの調節に大別される（図3-1）。神経性の調節は自律神経系の支配を受ける。交感神経の緊張は心機能を亢進させるとともに，末梢血管を収縮させて血圧を上昇させる。副交感神経は交感神経に拮抗的に作用して，血圧を低下させる。

一方，体液性の調節としては，血圧を上昇させる必要がある時に，交感神経が副腎を刺激してアドレナリン（エピネフリン）とノルアドレナリン（ノルエピネフリン）というホルモンを放出させる。これらのホルモンは心臓を刺激して拍動を速く強くさせ，血管を収縮させる（表3-2）。腎臓からレニンという酵素が分泌され，レニンによってアンジオテンシンⅠが生成される。ついで，アンジオテンシン変換酵素（ACE：angiotensin converting enzyme）によってアンジオテンシンⅡに変換され（図3-2），副腎に作用する。これがアルドステロンの分泌を促して，尿細管におけるナトリウムイオンの再吸収を促進させ，それにともなう水分再吸収量の増大によって血液量が増加し，血圧が上がる。また，脳下垂体からの抗利尿ホルモン（アルギニンバソプレッシン，ADH）も血圧上昇に関与する。このように，血圧の調節は，多くのホルモンや自律神経によって総合的に制御されている。これらの血圧調節

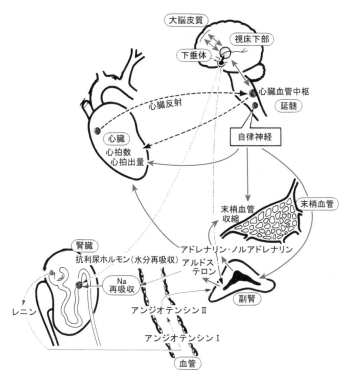

図 3-1　血圧調節のしくみ
(『(図説) からだの仕組みと働き (第2版)』, 医歯薬出版を引用・一部改変)

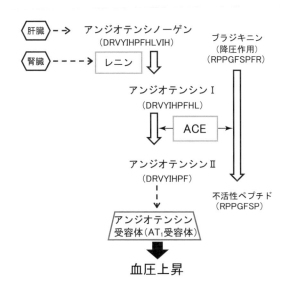

図 3-2　レニンおよびアンジオテンシン変換酵素 (ACE) による血圧上昇

　レニン - アンジオテンシン系では, レニンによってアンジオテンシノーゲンからアンジオテンシンⅠが生成し, ACE によりアンジオテンシンⅡに変換される。アンジオテンシンⅡに対する受容体には T_1 受容体と T_2 受容体の2種類のサブタイプがある。T_1 受容体は血管平滑筋などに分布し, 血管収縮作用, 血管壁肥厚作用, 動脈硬化作用などを介している。なお, ブラジキニンによる降圧作用については図 3-3 を参照。

系に食品成分が作用し，血圧上昇を抑制するものがあり，また，血管に
直接作用して血圧を調節する食品因子もある。

3-1-3　神経系への作用による血圧降下

（1）γ-アミノ酪酸（GABA：gamma-aminobutyric acid）による血圧降下作用

HOOC-CH$_2$-CH$_2$-CH$_2$-NH$_2$

γ-アミノ酪酸

HOOC-CH$_2$-CH$_2$-CH-COOH
|
NH$_2$

グルタミン酸

GABA は，非タンパク質アミノ酸で，微生物に広く分布するグルタミ
ン酸デカルボキシラーゼによりグルタミン酸が脱炭酸されて生成する。
GABA は多くの動植物中に存在し，高等動物では重要な抑制性の神経伝
達物質の１つである。すなわち，ドーパミンなどの興奮性の神経伝達物
質の過剰分泌を抑え，ストレスを和らげ，神経を落ち着かせる作用があ
る。さらに，GABA は，末梢神経に存在する GABA$_B$ 受容体と結合し，
交感神経の亢進を抑制し，血管を収縮させるノルアドレナリンの分泌を
抑制することで血管収縮を緩和し，血圧降下作用を示すと推察されてい
る。

　GABA は，ヨーグルトや漬物をはじめとする発酵食品などに含まれて
いる。例えば，GABA を含む製品として，*Lactobacillus paracasei* Shirota（カ
ゼイ・シロタ株）と *Lactobacillus lactis* による脱脂乳発酵物がある。
Shirota 株によりカゼインからグルタミン酸が遊離し，そのグルタミン
酸が *Lactococcus lactis* のもつグルタミン酸デカルボキシラーゼによって
GABA に変換される。この製品は，ヒトに対する降圧作用が確認されて
おり，「血圧が高めの方に適した食品」という表示が許可された特定保
健用食品として市販されている。また，GABA を高生産する乳酸菌を漬
物から分離し，この菌株を利用して GABA を豊富に含有する食品を開
発することも試みられている。

（2）杜仲葉に含まれる配糖体による血圧降下作用

　杜仲の葉は，イリドイド配糖体，リグナン配糖体，フラボノイドなど
を豊富に含む。その中でもイリドイド配糖体のゲニポシド酸は，杜仲葉
に特徴的な成分である。杜仲葉の配糖体は体内に吸収されると，ムスカ
リン様アセチルコリン受容体を介して副交感神経系へ直接的に作用し，
動脈を弛緩させることにより，血圧を低下させる。

3-1-4　ACE 阻害ペプチドによる血圧降下

（1）レニン-アンジオテンシン系

　腎臓の内分泌系においては，血圧を上昇させるレニン-アンジオテン
シン系（昇圧系）と血圧を下げるカリクレイン-キニン系（降圧系）に
よりバランスがとられている。この制御系に深く関わっているのがアン

ジオテンシン変換酵素（ACE）である（図3-2）。本酵素は，ペプチドの
C末端側からジペプチド単位で切断（加水分解）する反応を触媒する。

　ACEは，10アミノ酸残基からなるアンジオテンシンIのC末端側の
-His-Leuを切断し，8アミノ酸残基からなる昇圧作用の強いアンジオテ
ンシンIIに変える反応と，降圧作用の強いブラジキニンを分解する反
応の両者にはたらく（図3-2）。すわなち，ACEは昇圧系と降圧系の双
方において，昇圧作用を担っているので，ACEを阻害すれば，血圧上
昇の二重の機序が抑えられる。

（2）ACE 阻害物質

　多種類のACE阻害物質が，古くから血圧降下薬として用いられてき
た。その1つがカプトプリルで，ヘビ毒由来のペプチドをもとに設計・
合成された。

　タンパク質由来のACE阻害ペプチドとしては，1979年にゼラチンを
微生物コラゲナーゼで分解して得られたペプチド（GPAGAXあるいは
GPPGAXなど：Xはハイドロキシプロリン）が報告された。

（3）乳タンパク質由来ペプチドによるACE阻害

　微生物培養液から，ACE阻害活性を有する3種類のペプチド
（FFVAPFPEVFGK，TTMPWLおよびAVPYPQR）が単離された。これ
らは，培地成分として添加されたカゼインに由来する。実際にカゼイン
をトリプシン処理することで同一のペプチドが生じる。
FFVAPFPEVFGK（カゼインドデカペプチド：カゼイン由来の12アミ
ノ酸からなるペプチドの意）およびTTMPWLはα_{S1}-カゼイン由来であ
り，AVPYPQRはβ-カゼイン由来である（表3-3）。

　その他にも，β-カゼインからIPPおよびVPP（ラクトトリペプチド）
が，κ-カゼインからYIPIQYVLSRが，β-ラクトグロブリンから
ALPMHIRが派生する（表3-3）。

（4）その他のACE阻害ペプチド

　乳カゼイン以外にも，種々の動物性および植物性食品タンパク質の酵
素消化物からACE阻害ペプチドが単離されており（表3-3），その活性
の強弱は別として，多くのタンパク質の酵素消化物は，*in vitro*での
ACE阻害活性を示す。その理由は，ACEの基質特異性が広く，タンパ
ク質の酵素消化物中にACEの基質になるペプチドが存在するからであ
る。

　基質特異性は広いものの，ACE阻害活性には疎水性ペプチドが重要
であると示唆されている。すなわち，ペプチドのC末端アミノ酸3残
基に，芳香族アミノ酸（F, Y, W），分岐鎖アミノ酸（L, I, V）およ

word　カプトプリル

　降圧薬は，歴史的にカルシウム
拮抗薬，ACE阻害薬，アンジオ
テンシン拮抗薬の順に開発され
た。ACE阻害薬であるカプトプ
リルは1970年代から使われはじ
め，現在でも使用されている。
　しかし，肺においてブラジキニ
ンが増加することによる空咳が問
題となり，これを解決するために
アンジオテンシン受容体阻害薬が
開発された。

カプトプリル

スクシニルプロリンをリード化合物
とし，コハク酸の第2番目の炭素にメ
チル基を導入し，カルボキシル基を
SH基で置換したもの

82

word **アミノ酸の略記**

ペプチドやタンパク質のアミノ酸シークエンスを示す際に，アミノ酸の名称を1文字，または3文字のアルファベットで表した略号が使用される。アミノ酸1字の略語表記の場合，基本的には各アミノ酸の頭文字となるが，グルタミンとグルタミン酸のように頭文字が同一のアミノ酸のときには違うアルファベットがあてられている。

グリシン	Gly	G
ヒスチジン	His	H
リジン	Lys	K
アルギニン	Arg	R
アスパラギン酸	Asp	D
グルタミン酸	Glu	E
アスパラギン	Asn	N
グルタミン	Gln	Q
セリン	Ser	S
スレオニン	Thr	T
フェニルアラニン	Phe	F
チロシン	Tyr	Y
トリプトファン	Trp	W
メチオニン	Met	M
システイン	Cys	C
アラニン	Ala	A
ロイシン	Leu	L
イソロイシン	Ile	I
バリン	Val	V
プロリン	Pro	P

表3-3　食品タンパク質から派生するACE阻害ペプチド

元の食品（素材）	アミノ酸配列
牛乳（α_{S1}-カゼイン）	FFVAPFPEVFGK
	TTMPWL
牛乳（β-カゼイン）	AVPYPQR
	IPP
	VPP
牛乳（κ-カゼイン）	YIPIQYVLSR
牛乳（β-ラクトグロブリン）	ALPMHIR
コラーゲン（鶏肉）	GAXGLXGP
	（Xはハイドロキシプロリン）
かつお節	LKPNM
イワシ	VY
ゴマ	LVY
ワカメ	PY
	VY
	IY
ブナハリタケ	IY

――コラム：カゼイン由来ペプチドの機能性――

ホットミルクにレモン汁を入れると，ぶつぶつとした塊ができる。これが，カッテージチーズやフレッシュチーズ製造の原理であり，牛乳に有機酸を加えることによって生じる"凝乳"を実感する身近な現象である。カゼインは，脱脂乳をpH 4.6にした時に沈殿するタンパク質と定義され，全牛乳タンパク質の約80%を含む主要なタンパク質である。ポリアクリルアミド電気泳動によりα_{S1}，α_{S2}，β，κの4種類のカゼインに分けられる。

カゼインから生じる機能性ペプチドには，ACE阻害ペプチドの他，多様なものが見出されている。

カゼインホスホペプチド（CPP）は，カルシウムの腸内沈澱を抑制し可溶化することで，体内へのカルシウム吸収を促進する。CPPの機能性はヒト試験で認められており，CPPを含む特定保健用食品が市販されている。また，オピオイドペプチドは，神経伝達物質の分泌を抑制して鎮痛作用を示す。その他，細胞増殖活性ペプチドや腸管バリアを保護する機能をもつペプチドなども報告されている。これらのペプチドは，乳を摂取した幼少動物において，消化過程で機能が発現するように，合目的に設計されているようにも考えられる。

びプロリン（P）が位置すると ACE 阻害活性が高まるが，C 末端側 3 残基以外のアミノ酸も関係する。また，正電荷をもつアミノ酸（R など）が ACE 阻害に重要である。

しかし，ACE 阻害ペプチドが必ず降圧作用を有するわけではないことに注意する必要がある。例えば，カゼインのトリプシン分解物から単離された 3 種の ACE 阻害ペプチドのうち，AVPYPQR は ACE の基質であるが，それが分解されて AVP，YP および QR になると ACE 阻害活性が弱くなるため降圧作用は弱まる。すなわち，降圧ペプチドは *in vivo* での降圧活性が確認されることが重要である。

なお，血圧降下作用を示す食品素材から派生したペプチドが ACE 阻害活性を示した場合，血圧降下メカニズムをただちに ACE 阻害に帰属しがちであるが，ACE 阻害以外のメカニズムで血圧降下作用を示す場合もあり得る（3-1-5 参照）。

（5）製品例

血圧降下（および血圧上昇抑制）効果が認められている飲料として，「アミール S」が先駆的でよく知られており，「血圧が高めの方に適する」という表示を許可された特定保健用食品として市販されている。これは，乳タンパク質を *Lactobacillus helveticus* のプロテアーゼで分解した時に生ずる 2 種類の強い ACE 阻害ペプチドである IPP および VPP が含まれている。また，上述の FFVAPFPEVFGK を含む飲料も特定保健用食品として認可されている。

その他，脱脂ゴマからタンパク質を抽出しタンパク質分解酵素を作用させて得られるゴマ由来ペプチドの LVY，かつお節をサーモライシンで分解して製造される LKPNM や，イワシ由来のペプチドの VY を関与成分として含む商品が，特定保健用食品として認可されている（表 3-3）。

3-1-5　血管拡張を介する降圧作用

先に述べた ACE 阻害ペプチドの IPP および VPP は，血管内皮細胞に作用して，血管内皮由来弛緩因子である一酸化窒素（NO）の産生を誘導し，血管平滑筋を弛緩させることによっても降圧作用を発揮する（図 3-3）。本作用は，血管拡張物質の産生を活性化するブラジキニンのはたらきを増強させるためであると推察されている。

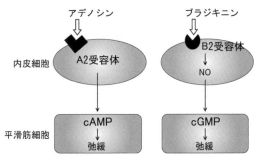

図 3-3　血管弛緩（拡張）を介する降圧作用
アデノシンが血管内皮細胞にあるアデノシン A2 受容体に作用すると，アデニル酸シクラー
ゼが活性化され，環状（サイクリック）アデノシン一リン酸（cAMP）の生成が促進される。
これにより血管平滑筋が弛緩する。また，血管内皮細胞にあるブラジキニン 2 受容体にブラ
ジキニンがはたらくと，NO の合成が促進される。NO は平滑筋内に拡散し，平滑筋細胞内の
グアニル酸シクラーゼを活性化し，平滑筋を弛緩させる。

　羅布麻の葉を焙煎した燕龍茶葉の熱水抽出物の降圧作用がヒトで確認
されている。本抽出物に含まれるハイペロサイドとイソクエルシトリン
は NO を介して降圧作用を示すが，ともにポリフェノールの一種で，ア
グリコンのケルセチンに糖が結合したケルセチン配糖体である。高血圧
自然発症ラットにハイペロサイドおよびイソクエルシトリン混合物を経
口投与すると，血圧降下とともに，内皮 NO 合成酵素活性と血中 NO 放
出量が上昇し，ハイペロサイドおよびイソクエルシトリン混合物による
NO を介した降圧作用が確認された。
　ラットの静脈に酢酸（食酢の主成分）を注入すると，血管抵抗値の低
下が観察され，アデノシン受容体ブロッカーの共存により本効果が抑制
されたことから，アデノシンを介した作用であることが確認された。す

―コラム：高血圧自然発症ラット―

　機能性食品のもつ血圧上昇抑制作用を *in vivo* で
評価する際，高血圧自然発症ラット（SHR：
spontaneously hypertensive rat）がよく用いられる。
これは，京都大学の岡本・青木・家森らによって，
Wistar-Kyoto 系ラット（WKY ラット）から，高血
圧ラットの選別を繰り返すことにより系統が確立さ
れた。さらに，同グループは，SHR の中から，脳
卒中を自然発症した親からの子孫のみを残す選択交
配によって，脳卒中易発症高血圧自然発症ラット
（SHRSP：stroke-prone SHR）の確立にも成功して
いる。SHRSP は，脳卒中を発症しない脳卒中難発
症 SHR（SHRSR：stroke-resistant SHR）と区別さ
れている。両者は，高血圧および高血圧性血管障害
を自然発症する病態モデル動物として，国内外で広
く用いられている。WKY ラットの血圧は約 120
mmHg であるが，両モデルラットの場合，5，10，
15 週齢と加齢するにしたがって，SHRSR は約 140
→ 180 → 200 mmHg，SHRSP ラットでは約 140 →
200 → 230 mmHg と上昇していく。

なわち，酢酸が体内で代謝される際に生成するアデノシンによって，血管が拡張し，血圧降下作用がもたらされる。ヒトにおいても，酢酸 750 mg を含む飲料 100 mL を摂取することにより，対照群と比較して有意に血圧が低値であることが確認され，特定保健用食品として認可されている。

3-2　脳・神経系の機能に関与する成分

　食品の成分が脳機能に関わる項目としては，学習能力，記憶能力の向上，痴呆などの脳疾患予防，ストレス緩和，睡眠改善，神経伝達物質補給などがある。そして，それらの脳機能に関わる食品成分としては，ドコサヘキサエン酸（DHA）やγ-アミノ酪酸（GABA）が広く認知されている。しかし，今なお脳の活動や記憶の仕組みは十分に明らかになっているとは言い難く，食品成分の脳機能への関与についても効果や効能が確認されるが，作用機序は不明なものが多い。とは言え，ストレス社会，そして高齢化社会といわれる現代では，脳機能改善や脳疾患予防への需要や期待は高く，この分野での食品中の関与成分の特定や作用機序の解明について精力的な研究が行われている。

3-2-1　血液脳関門（blood-brain barrier）について

　食品に含まれる脳機能改善成分の研究において最も重要なことは，その有効成分が脳内に移行するか否かである。医薬品においても，目標となる組織に有効成分を効率よく届けるためのドラッグデリバリー研究が精力的に行われているが,血液脳関門がデリバリーの障害となっている。血液脳関門は脳毛細血管に存在し，血液中物質の脳や脊髄への移行を厳格に制限している。すなわち，脳に不要な物質や悪影響を及ぼす物質は閉め出し，必要な物質を選択的に輸送する機構を指し，中枢神経系の恒常性維持を担う生存に不可欠な重要機構の 1 つである。

　図 3-4 に示したように，脳毛細血管内皮細胞はタイトジャンクションとよばれる非常に密接した構造を形成し，極めて小さな分子以外は通過できない。さらに完全に連続した基底膜をもち，グリア細胞（アストロサイト）がこの周囲を覆い神経細胞と血管の接触を遮断している。グルコースや酸化型ビタミン C，乳酸，アミノ酸など神経活動のエネルギー源はトランスポーターとよばれる輸送装置により血液脳関門を通過するが，タンパク質などの大きな分子は通過できない。すなわち，試験管内（*in vitro*）の実験で脳機能改善効果がみられた成分であっても，血液脳

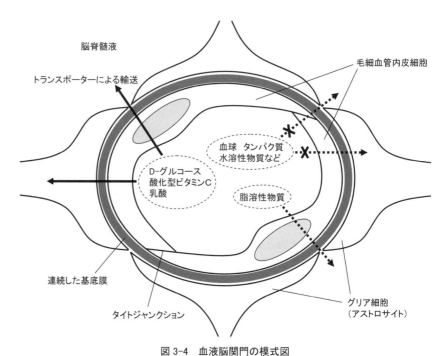

図 3-4　血液脳関門の模式図
(龍田および鶴尾，蛋白質核酸酵素，38，1501-1509（1993）より引用・一部改変)

　関門を通過できなければ，生体レベルで効果を発揮することは困難であろう。しかし，GABA のように血液脳関門を通過できないが脳機能改善効果が認められるものも存在するので，血液脳関門を透過しない物質であっても効果がないとは言い切れない。なお，脂溶性の高い物質は血液脳関門を構成する細胞膜の透過性が高く，トランスポーター非依存的に脳内へ移行しやすいとされている。

3-2-2　脳疾患と機能成分

　人類の長寿・高齢化に伴い様々な疾患が増加している。そのなかでも脳疾患は老化との関わりが深く，高齢化社会において増加が懸念される疾患の１つである。老化に伴う脳・神経疾患の代表的なものには，認知症をひき起こすアルツハイマー病とパーキンソン病がある。
　アルツハイマー病は，アミロイドβタンパク質の凝集（オリゴマー形成）と蓄積（老人斑）およびタウタンパク質の異常リン酸化による神経原繊維の変化が主因とされており，これら蓄積物の細胞毒性（細胞内ストレス）によって神経細胞死がおこる疾患である。アルツハイマー病に特効薬はないが，脳内のアセチルコリン濃度を高めるためのアセチルコリンエステラーゼ阻害薬やアミロイドβ様ワクチンの投与の有効性が示

されている。食品成分では作用機序は明らかでないが，ビタミンCとビタミンEの同時摂取やポリフェノールなどの抗酸化性物質の有効性が示唆されている。DHAについてもアルツハイマー病に対する効果が，ヒトの皮膚から作製したiPS細胞を用いる実験系（p.158参照）で調べられている。iPS細胞を神経細胞に分化させ，アミロイドβタンパク質が細胞内外に過剰に蓄積したアルツハイマーの病態モデルが作成された。この病態モデル細胞の培養液に適度な濃度でDHAを添加した場合，細胞死の割合が減少した。

　パーキンソン病は，中脳黒質のドーパミン作動性神経細胞の変性によるドーパミンの供給不足や，神経細胞を炎症から保護または回復させるための神経成長因子・神経栄養因子の分泌不足が原因とされる。ドーパミンや神経成長因子の補充による改善が期待されるが，両者とも血液脳関門を通過できないので，通過可能なドーパミン前駆物質や合成促進・分解抑制薬が治療に用いられる。例えば，ヤマブシタケに含まれるエリナシンによる神経成長因子の合成促進や，茶の成分（エピガロカテキンガレートなど）やカフェインによるドーパミン合成促進による予防効果が期待されている。

3-2-3　脳・神経系の機能を改善する成分

（1）アミノ酸

　アミノ酸は，脳内で神経伝達物質または前駆体としてはたらいているので，アミノ酸の十分な補給は脳機能の維持や活性化において重要である。アミノ酸の中でも，グルタミン酸やアスパラギン酸，グリシンなどはそれ自体が伝達物質の役割をしており，チロシンとトリプトファンはそれぞれカテコールアミンとセロトニンの前駆体となっている。セリンも神経細胞の維持や形成に重要である。

（2）γ-アミノ酪酸（GABA：γ-aminobutyric acid）

　GABAは，抑制性神経伝達物質の1つであり，神経細胞に特異的な受容体に可逆的に結合して興奮抑制作用を発現する。

　GABAには抗ストレス作用がある。すなわち，ラットに水浸拘束ストレスを1時間負荷し，脳を採取後，GABAの効果を検討した結果，GABAが大脳皮質で神経伝達物質であるドーパミンの亢進を抑制した。また，更年期に不調を訴え種々のストレス症状をもつヒトに対してGABAを経口投与し，Kupperman指数にもとづき診断・評価したところ，眠れない症状，神経質，イライラ，気分のふさぎに対する改善効果が認められている。これらのことから，GABAには抗ストレス作用・精神安

> **word　Kupperman指数**
>
> 　Kuppermanらが提案した更年期指数で，更年期に出現する不定愁訴（何となく不調であるが，原因不明な状態）を数値で表現しようとするもの。
> 　更年期障害患者の愁訴の中で最も多い自覚症状11項目を選び，その症状ごとに4，2，1の係数を設けている。血管運動神経障害様症状は係数4，知覚異常・不眠・神経質は係数2，憂うつその他の項目は係数1とされる。また各症状の重症度により，全くないもの＝0，軽度＝1，中等度＝2，高度＝3とし，これらの値をそれぞれの係数に乗じて症状を数値化し客観的に表現している。すなわち，全ての愁訴が高度であれば指数は51となり，全く愁訴がなければ0となる。

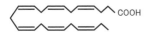

ドコサヘキサエン酸（22:6 n-3）

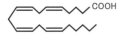

アラキドン酸 （20:4 n-6）

---

word　トリグリセリド

　油脂は食品中の脂質の大部分を占め，そのほとんどがグリセロールの水酸基に脂肪酸が3分子エステル結合したトリグリセリド（トリアシルグリセロール）である。魚油などの天然素材に含まれるDHAやEPA（エイコサペンタエン酸）も主にトリグリセリドの分子形態で存在し，精製魚油での含有率は3割程度である。教科書で目にする脂肪酸は，食品中ではトリグリセリドの構成脂肪酸である。

定作用が示唆される。なお，GABAは，血管を収縮させるノルアドレナリンの分泌を抑制することで血管収縮を緩和し血圧降下作用も示す（3-1-3，p. 80を参照）。

（3）ドコサヘキサエン酸（DHA）とアラキドン酸

　DHAは魚油に含まれ，脳の発育や学習能力の向上に貢献することが知られているが，近年ではアラキドン酸の同時摂取の重要性も報告されている。ヒトや動物はリノール酸やα-リノレン酸を生合成できないことから，食事に依存する。DHAやアラキドン酸は，体内で生合成可能であるが，原料となるリノール酸やα-リノレン酸の大部分はエネルギーとして消費されるため，DHAやアラキドン酸への変換効率は低く不足しがちである。このことから，DHAやアラキドン酸も含め必須脂肪酸とよばれる場合がある。アラキドン酸は卵や肉類，魚に含まれているが，産業的規模の供給源として，1980年代にアラキドン酸含有トリグリセリドを蓄積する糸状菌が見出され発酵油脂として実用化されている。

　乳幼児の脳の発達においても，DHAとアラキドン酸の摂取が重要であることが報告されている（図3-5）。生後5日目から17週目までの乳児を対象に，それぞれ調製乳，DHA配合調製乳，DHA＋アラキドン酸配合調製乳を与え，18か月目に総合的な知能，運動量を比較した実験では，DHA＋アラキドン酸配合調製乳を与えた乳児の精神発達指標（記憶，単純な問題解決力，言語能力）が全米平均を上回り，調製乳群に対し有意に高値を示した。同様にDHA配合調製乳群も全米平均を上回ったが，調製乳群に対し有意な差はなかった。また，精神運動発達指標（歩

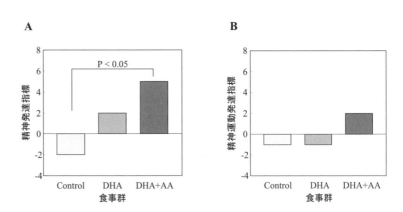

**図 3-5　乳児の脳の発達に対するドコサヘキサエン酸（DHA）＋
アラキドン酸（AA）配合調製乳の効果**

A：精神発達指標（記憶，問題解決，区別，分類，言語，社会的な技能）
B：精神運動発達指標（歩行，走行，ジャンプ，お絵描き，手振りのまね）
各群について，各指標での全米平均を100とした場合との差（%）を示した。
（Birch *et al.*, *Develop. Med. Child Neurol.*, 42, 174-181 (2000) より引用・一部改変）

行，ジャンプ，お絵描き）でも，DHA＋アラキドン酸群は全米平均を上回った。2007年7月に行われた国際食品規格委員会（Codex Alimentarius Commission）総会で乳児用調製乳の国際規格の改訂案が採択され，新規格では乳児用調製乳にDHAを配合する場合は，同時にアラキドン酸にも配慮することが望ましいことが言及されている。この他にも，軽度認知症患者でDHAとアラキドン酸の摂取（3か月）による短期記憶の改善効果もあり，両脂肪酸の脳機能における重要性が示されている。

　なお，不飽和脂肪酸は酸化により有害な過酸化脂質を生じやすい物質であるので取扱いに注意が必要である。さらに，不飽和脂肪酸から生合成されるプロスタグランジンには血小板凝集抑制作用があり，抗凝血薬服用時や出血傾向にある場合の過剰摂取はリスクを伴う。

（4）ホスファチジルコリンとホスファチジルセリン

　ホスファチジルコリンは，肝機能の正常化など脂質代謝の異常に対する改善機能が知られているが，脳機能においても痴呆症に対するコリン作動系神経伝達機構の異常是正効果がある。コリンは，神経伝達物質であるアセチルコリンの前駆体となることから重要視されており，ホスファチジルコリンは脳内へのコリン安定供給を補助する食品成分である。ホスファチジルコリンの原料となる食材として卵黄やダイズがあるが，最近ではより血液脳関門を通過しやすい形をしたイクラ由来のホスファチジルコリンにDHAが結合したDHA結合型ホスファチジルコリンについて，ヒトでのイクラ油の経口摂取による睡眠改善効果が認められている。

ホスファチジルコリン（レシチン）

ホスファチジルセリン

──コラム：ドコサヘキサエン酸（DHA）とアラキドン酸の生合成──

　ヒトや動物の体内では，n-6系脂肪酸のリノール酸からは同じn-6系のγ-リノレン酸（18:3（n-6）），アラキドン酸（20:4（n-6））などが生合成される。また，n-3系脂肪酸のα-リノレン酸からは同じn-3系のエイコサペンタエン酸（20:5（n-3）），DHA（22:6（n-3））などが生合成される。両不飽和脂肪酸の生合成において，脂肪酸不飽和化酵素であるΔ^6デサチュラーゼが競合してはたらくことと，ヒトや動物はリノール酸やα-リノレン酸を生合成できず食餌に依存していることにより，リノール酸多量摂取時はDHAなどのn-3系脂肪酸の合成が抑制される。同様に，α-リノレン酸を多く摂取した場合は，n-6系脂肪酸の合成が抑制される。したがって，体内における不飽和脂肪酸生合成を進めるには，リノール酸とα-リノレン酸を適切なバランスで摂取することが大切である。

　なお，新生児ではこれらの不飽和脂肪酸の生合成能が低いため，母乳や乳児用調製乳からのDHAやアラキドン酸の補給が重要である。

　また，ホスファチジルセリンは，脳に特に多く含まれるリン脂質であり，ヒトの脳のリン脂質の 10 〜 20％を占める。アルツハイマー病や加齢による記憶力低下，抑うつ症，体内時計異常などの脳疾患・脳機能において改善効果が期待されている。ホスファチジルセリンが脳以外の細胞膜リン脂質に占める割合は数％と少なく，一般的な食事から多量に摂取することは困難であり，欧米ではサプリメントとして摂取されている。原料として，以前はウシの脳から抽出されたものが使用されていたが，BSE（牛海綿状脳症）の問題により，現在では，ダイズ由来のホスファチジルコリンとセリンを原料として，ホスホリパーゼ D の塩基交換反応を利用してホスファチジルセリンを生産している。

（5）オピオイドペプチド

　オピオイドペプチドは，モルヒネ様の鎮痛作用を示す生理活性ペプチドの総称であり，乳児の睡眠を促進するなどの作用もある。生体内では，エンケファリンや β - エンドルフィンなどの内因性のものが神経中枢や末梢組織に見出される。エンケファリンのアミノ酸配列は，YGGFM（メチオニンエンケファリン）または YGGFL（ロイシンエンケファリン）である。β - エンドルフィンは 31 個のアミノ酸からなるペプチドで，その N 末端の 5 残基はメチオニンエンケファリンと同一である。これらは，プロオピオメラノコルチン，プロエンケファリン，およびプロダイノルフィンという 3 種類の前駆体タンパク質から派生する。

　外因性のオピオイドペプチドとしては，牛乳中の成分である β - カゼインの 60 〜 66 残基に存在する β - カゾモルフィン（YPFPGPI）や，母乳中に含まれる β - カゼインに存在する類似配列の YPFVEPI がある（表3-4）。その両者のオピオイド活性を比較すると，牛乳由来の方が高い。

表 3-4　食品タンパク質から派生するオピオイドペプチド

構造	名　称	由　来
YPFPGPI	β － カゾモルフィン -7	β － カゼイン
YPFPG	β － カゾモルフィン -5	β － カゼイン
YPFVEPI	ヒト β － カゾモルフィン -7	ヒト β － カゼイン
YPFV	ヒト β － カゾモルフィン -5	ヒト β － カゼイン
YPISL	グルテンエキソルフィン C	グルテン
YPLGQ	グルテンエキソルフィン D	グリアジン
YGGWL	グルテンエキソルフィン B5	グルテン
YGLF-NH$_2$	α － ラクトルフィン	α － ラクトアルブミン
YLLF-NH$_2$	β － ラクトルフィン	β － ラクトグロブリン

（荒井ほか編，『機能性食品の事典』（朝倉書店）を一部引用・改変）

コラム：牛海綿状脳症（BSE）

BSE は，伝達性海綿状脳症に含まれる家畜伝性病であり，脳内における正常プリオンタンパク質（PrP^c）の変異により生じる異常プリオンタンパク質（PrP^Sc）の蓄積または伝染によりプリオンプラークが形成され脳組織がスポンジ状に変化する疾病である。1986年に英国で発見されて以来，20 カ国以上で感染牛が確認されており，日本国内においても平成 2001 年 9 月 21 日に初めてＢＳＥの発生が 1 頭確認され，これまでに 36 例の発生が確認されている。蔓延の原因は，異常プリオンタンパク質（PrP^Sc）に汚染された動物性タンパク質飼料（肉骨粉）を使用したことと考えられている。

ヒトにおいても伝達性海綿状脳症としてクールー病，クロイツフェルト・ヤコブ病（Creutzfeldt-Jakob disease, CJD），致死性家族性不眠症，新変異型クロイツフェルト・ヤコブ病（variant Creutzfeldt-Jakob disease, vCJD）が報告されており，vCJD において BSE 感染牛の摂取が原因であることを示唆する動物実験結果が複数報告されたことから，BSE は世界規模の食品問題となった。これを受け，国内では肉骨粉や，牛・豚・鶏などを原料とする動物性飼料の製造と販売・使用の禁止，特定危険部位（SRM）の除去・焼却が義務付けられ，食用として処理される全ての牛を対象とした BSE 検査（いわゆる全頭検査）が実施されることとなった（これらの対策により，現在では牛肉・牛乳・食用牛脂などの安全性に問題はないとされている）。

全頭検査については，20 か月齢以下では感染した牛が見つかっていない事を受け，2005 年 8 月 1 日より検査対象が「0 か月齢以上」から「21 か月齢以上」

に変更された。その後，国内外における家畜飼料規制などの成果により BSE リスクが大きく低下したことから対策の見直しがなされ，2013 年 4 月には検査対象が「30 か月齢以上」，同年 7 月からは「48 か月齢以上」に引き上げられた。さらに 2017 年 2 月に国内外の BSE リスクが大きく低下したこと（国内では 2010 年以降の BSE 感染牛は確認されていない）および内閣府食品安全委員会の食品健康影響評価結果（2016 年 8 月）を踏まえて，健康牛に係る BSE 検査が廃止となった（ただし，24 か月齢以上で特定の症状を呈する牛については検査を実施する）。

SRM についても見直しがなされ，2013 年 4 月以降は「全月齢の扁桃及び回腸（盲腸との接続部分から 2 m までの部分に限る），並びに 30 か月齢超の牛の頭部（舌，頬肉，皮を除く）及び脊髄」となっている。

輸入牛肉についても BSE 蔓延当時には輸入を禁止するなどの措置がとられたが，その後規制や管理措置および BSE 感染状況を踏まえた見直しがなされ，今日では「アメリカ・カナダ・アイルランド・イタリア・オランダ・スイス・スウェーデン・デンマーク・ノルウェー・フランス・ポーランド・リヒテンシュタインからは 30 か月齢以下」，「ブラジルからは 48 か月齢以下」の牛から SRM の衛生的除去など一定の条件を満たして処理された牛肉の輸入が可能となっている。また，輸出が可能な国ごとに輸出証明プログラムが設定され，個体識別とトレーサビリティ記録，加工条件や施設基準等について規定されている。

参考：厚生労働省 HP 内「牛海綿状脳症（BSE）について」および「牛海綿状脳症（BSE）等に関する Q&A（2017 年 4 月 1 日更新）」

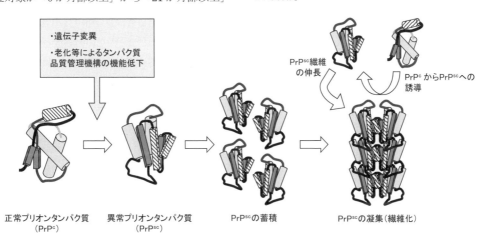

プリオンタンパク質の異常化と凝集モデル

円柱は α-ヘリックス構造を，立方体は β-シート構造を示す。正常プリオンタンパク質に変異や間違った折りたたみ等の問題がおこると異常プリオンタンパク質が生じる。このとき，プリオンタンパク質分子内では，斜線で示した α-ヘリックス構造を中心に構造変化が起こり，β-シート構造が増加する。異常プリオンタンパク質が蓄積すると β-シート構造を介した凝集（繊維化）が起こり，他の正常プリオンタンパク質が異常型へと誘導される。異常プリオンタンパク質が蓄積したウシの特定部位を摂食することで，脳内で同様の変異が誘導されると考えられている（異常プリオンへの"感染"）。

─コラム：群間比較─

in vitro 試験でも *in vivo* 試験でも，機能性を有すると考えられる食品を摂取した試験群と摂取しなかった対照群（ヒトでは疑似食品を摂取させた「プラセボ群」）との2群を比較し，投与や摂取などの介入によって明確な効果が認められる必要がある。実験デザインとしては，摂取量を段階的に変えるなど，実験の精度を高めるために3群以上を設定する場合もある。それぞれの群について，1つのサンプルの値を用いるのではなく，数サンプルのデータを取って比較するが，この時のデータ数を「n数」という。通常，数サンプルのデータは，個体差や測定誤差などにより，ある程度のばらつきをもっている。例えば，5匹の実験動物（n=5）のコレステロール値を測定しても，すべての動物の測定値は同じ値ではなく，これら5匹の平均値よりも高い個体もあれば，低い個体もある。ある食品成分に機能性を見い出すためには，摂取群と非摂取群（対照群）との間で統計学的に意味の有る差，すなわち「有意差」が認められる必要がある。

バイオサイエンス分野の研究においては，個体差があるので，元来，統計解析が重要である。有意差検定とは，2つ以上の集団の数値間において，統計学的に意味のある差があるか，否かを判定する検定方法である。得られた結果について必ず有意差検定が行われ，実験区と対照区との差異について評価される。有意差検定の方法にはいくつかあるので，実験の組み方や条件などに応じて適切な検定方法を選択することが重要である。

集団間で偶然差が生じる確率が，有意水準（危険率）と呼ばれる基準となる数値より小さい場合，それらの集団間には有意差があるとされる。有意水準（危険率）として，バイオサイエンスでは5％および1％がよく用いられる。例えば，偶然によっておこりえる確率が5％未満の場合，「5％水準（5％の

危険率）で有意」とされる。ばらつき具合を示す散布度として，標準偏差や標準誤差が用いられる。例えば，p. 88 の図 3-5, A では，Control 群と DHA＋アラキドン酸（AA）群の精神発達指標において，統計的に有意な差（$p<0.05$）が認められている。

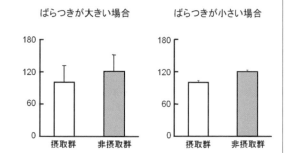

わかりやすい例を上の図に示す。ある食品の摂取群を5名，非摂取群を5名としてグラフを作成した。エラーバーは標準偏差である。左図の場合，摂取群で 60, 80, 100, 120, 140 mg/dL（平均±標準偏差：100 ± 32 mg/dL），非摂取群では 80, 100, 120, 140, 160 mg/dL（同：120 ± 32）を測定値とし，右図の場合，摂取群で 96, 98, 100, 102, 104 mg/dL（同：100 ± 3），非摂取群では 116, 118, 120, 122, 124 mg/dL（同：120 ± 3）とした。ある食品を摂取しない場合（対照区）の空腹時血糖値の平均が 120 mg/dL であり，当該食品摂取群（実験区）ではそれが 100 mg/dL になった場合，2群の血糖値の差が，有意であるか否かは，各群のデータのばらつきの程度によって異なる。t-検定を行った結果，左図の場合，有意差はない（$p>0.05$）が，右図の場合には $p<0.001$ であり，0.1％水準で有意な差が認められている。

つまり，2つの実験において，測定値の平均は同じであっても各群のデータのばらつきによって，その実験結果の解釈は異なる例である。

参考図書

■ 3-1　高血圧と降圧作用成分

1) 中野昭一　編,『(図解)からだの仕組みと働き(第2版)』,医歯薬出版(1994).

2) 荒井綜一　ほか　編,『機能性食品の事典』,朝倉書店 (2007).

3) 齋藤忠夫　ほか　編,『畜産物利用学』,文永堂出版 (2011).

■ 3-2　脳・神経系の機能に関与する成分

1) 高邑冨久子・根来英雄,『シンプル生理学』,南江堂 (1988).

2) 寺尾純二・山西倫太郎・髙村仁知,『食品機能学』,光生館 (2003).

3) 須見洋行,『食品機能学への招待』,三共出版 (1995).

4) 荒井綜一　ほか　編,『機能性食品の事典』,朝倉書店 (2007).

5) 食品機能性の科学　編集委員会　編,『食品機能性の科学』,産業技術サービスセンター (2008).

6) 立川正憲・寺崎哲也,化学と生物,**43**, 3, 166-171 (2005).

7) 龍田融・鶴尾隆,蛋白質核酸酵素,**38**, 9, 1501-1509 (1993).

8) 横越英彦・山田貴史,化学と生物,**44**, 9, 603-608 (2006).

9) 河島洋,化学と生物,**45**, 2, 104-110 (2007).

10) 柳田晃良・池田郁男・永尾晃治,化学と生物,**44**, 8, 563-568 (2006).

11) 大久保剛・津嶋佐和栄・日比野英彦・小林敏孝,睡眠と環境,**8**, 1, 9-14 (2011).

12) 日比野英彦,ファインケミカル,**34**, 11, 30-41 (2005).

4

生体制御系への作用

4-1　免疫と免疫機能活性化・調節成分

　免疫システムは，「自己」と「非自己」を識別し，「非自己」を排除して「自己」を保全する営みを通して生体防御に必須の役割を担っている。「非自己」とは，病原菌やウィルスのような侵入者，あるいは体内で生じるがん化した細胞などである。これらが体内で増殖すると，生命が危機にさらされるため，生体防御の重要なメカニズムとして，これらを排除するために免疫応答が起こる。

　免疫システムを担当する器官は，免疫担当細胞の発生・分化の場である中枢リンパ器官（第一次免疫器官）と，細胞群が免疫機能を発揮する末梢リンパ器官（第二次免疫器官）とに分けられる。中枢リンパ器官には骨髄や胸腺が，また末梢リンパ器官には脾臓，リンパ節，扁桃や小腸

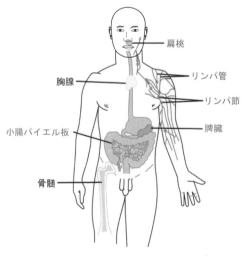

図 4-1　免疫を担う器官

パイエル板などの関連リンパ組織がある。また，口腔，気管，腸管，鼻腔，皮膚も，免疫器官としての役割をもっている（図 4-1）。

　免疫系の異常は多くの疾病をもたらす。例えば，免疫システムに欠損があり，免疫機構が正常にはたらかないのが免疫不全症であり，エイズ（HIV：後天性免疫不全症候群）や，感染に対する抵抗力低下によっておこる日和見感染などがある。また，「非自己」に対する過剰な免疫応答はアレルギーを引き起こす。一方，「自己」に対して過剰に免疫システムが作動すると，関節リウマチなど自己免疫疾患とよばれる病態につながる。このように，免疫はバランス調節が重要である。

4-1-1　自然免疫と適応免疫（獲得免疫）

　免疫系は，自然免疫と適応免疫の2つのシステムから成り立っている。免疫学研究は，「自己」と「非自己」を基盤にした適応免疫について古くから進められてきたが，近年の研究の進展により，自然免疫応答は免疫監視において極めて重要な意義をもつことが鮮明になった。すなわち，自然免疫と適応免疫の両システムは独立して機能するのではなく，互いに影響を及ぼし合っている。

（1）自然免疫

　自然免疫は，生来もっている免疫システムで，身体を守るための最前線の防御を担っている。この防御機構は，抗原の侵入後，即時的に応答して作用し，抗原成分を“パターン”として捕捉することから開始される（表 4-1）。

表 4-1　微生物のもつパターン因子と，それを認識する生体側のレセプター

レセプター	微生物因子
TLR1*	トリアシルリポペプチド（細菌）（TLR2 とヘテロダイマーを形成）
TLR2	リポペプチド，ペプチドグリカン，リポテイコ酸（細菌），ザイモザン（真菌）
TLR3	Poly(I:C)，二本鎖 RNA（ウィルス）
TLR4	リポ多糖（細菌）
TLR5	フラジェリン（細菌）
TLR6	ジアシルリポペプチド（細菌）（TLR2 とヘテロダイマーを形成）
TLR7	一本鎖 RNA（ウィルス）
TLR8	一本鎖 RNA（ウィルス）
TLR9	CpG-DNA（細菌，ウィルス）

*TLR: Toll-like receptor

（植松および審良，生化学，79，769-776（2007）一部改変）

　病原菌をはじめとする微生物は，ヒト細胞には存在しない分子パターン（病原体関連分子パターン PAMP：pathogen-associated molecular pattern）を有している（表 4-1）。PAMP は宿主の免疫細胞であるマクロファージや樹状細胞の細胞表面に存在しているパターン認識受容体（pattern recognition receptor）によって認識される。その代表的なものに Toll 様受容体（TLR：Toll-like receptor）がある。TLR は細胞表面やエンドソーム内に膜タンパク質として発現し，菌由来のペプチドグリカン，リポ多糖，リポタンパク，糖タンパク，ウィルス由来の二本鎖 RNA，非メチル化 CpG-DNA などの認識に関わっている。

　Toll 遺伝子は，もともとショウジョウバエの発生段階において背腹軸の決定に重要な遺伝子として発見され，続いて真菌に対する防御においてもはたらいていることが明らかになった。その後，哺乳類にも Toll 遺伝子と相同性の高い遺伝子が見つかり，Toll-like receptor と命名された。ヒトでは TLR1 〜 TLR10 の 10 種類存在するが，TLR10 についての詳細はまだ不明な点もある。

　自然免疫に関与している細胞には，顆粒球（好中球，好酸球，好塩基球）やマクロファージ，樹状細胞，ナチュラルキラー細胞などがある。

① 好中球：皮膚や粘膜を感染から防ぐとともに，貪食作用によって異物処理を行う。

② 好酸球：寄生虫の防御やアレルギーに関与する。

③ 好塩基球：炎症を引き起こすヒスタミンやロイコトリエンなどを分泌する。Ⅰ型アレルギーを引き起こす。

④ マクロファージ：生体内に侵入した微生物などの異物を貪食する。また，抗原提示能や抗腫瘍作用などの特異的防御や，老化赤血球，体液中の変性タンパク質の除去なども行う。種々のサイトカイン（表 4-2）を産生する。

⑤ 樹状細胞：侵入した異物（抗原）の情報を T 細胞に提示し，適応免疫応答を誘導するとともに，様々なサイトカイン産生を通じて自然免疫応答を活性化し，病原性微生物や癌などの「非自己」成分の排除を適切に行う。自然免疫と適応免疫とをつなぐという，免疫応答の上で重要な役割を担っている。

⑥ ナチュラルキラー（NK）細胞：自然免疫を担う数少ないリンパ系細胞である。ウィルスや腫瘍細胞などの異物に直接結合して傷害を与える。マクロファージが産生するインターロイキン（IL：interleukin）-12 によって活性化し，強力な細胞傷害活性を保持するとともに，ウィルス増殖抑制能をもつインターフェロン（IFN：interferon）-γ を産生する（表 4-2）。

word　サイトカイン

　サイトカインとは，免疫担当細胞などが産生する可溶性の生理活性物質の総称であり，インターロイキン(IL)類やインターフェロン(IFN)類などがある（表 4-2）。

　サイトカインは約 $10^{-10} \sim 10^{-12}$M の極微量で，標的細胞表面の受容体を介して生理活性を発揮する。受容体の発現が細胞・組織特異的であることが多いために，標的細胞は限定される。サイトカインの産生は，厳密な遺伝子発現調節または分泌調節によって制御されている。

　リンパ球が産生するサイトカインは，当初，リンホカインとよばれていたが，現在はインターロイキンと統一されており，現在，30 種以上が明らかとなっている。

表 4-2　主なサイトカインとそれらの機能

サイトカイン	産生細胞	標的細胞	主な生理活性
IL-1β	単球，MΦ，樹状細胞，NK 細胞，B 細胞，好酸球	内皮細胞	T 細胞活性化促進，B 細胞増殖分化促進，NK 細胞の細胞傷害性促進
IL-2	Th1 細胞，好酸球	T 細胞，B 細胞	T 細胞活性化，B 細胞増殖と抗体産生導，NK 細胞の増殖と活性化
IL-4	Th2 細胞，Tc 細胞，マスト細胞	T 細胞，B 細胞	Th2 細胞の誘導，IgG1 から IgE へのクラススイッチ誘導
IL-10	Th2 細胞，Tc 細胞，マスト細胞，MΦ，好酸球	単球，MΦ，樹状細胞，B 細胞	Th1 細胞から Th2 細胞の産生抑制，IFN-γ 産生抑制
IL-12	単球，MΦ，樹状細胞，NK 細胞，B 細胞，好酸球	T 細胞	Th1 細胞への分化促進，IFN-γ 産生誘導，NK 細胞活性化
IL-17	Th17 細胞，Tc17 細胞などの T 細胞，NK 細胞，好中球，好酸球	繊維芽細胞，平滑筋細胞，血管内皮細胞，上皮細胞，角化細胞	炎症性サイトカイン（IL-6・TNF-α など）・ケモカイン・接着分子の産生誘導
IFN-γ	Th1 細胞，Tc 細胞，NK 細胞	単球，MΦ，樹状細胞，T 細胞，B 細胞，NK 細胞	MΦ・樹状細胞の活性化，Th1 細胞への分化促進，Th2 細胞への分化抑制
TGF-β	B 細胞，MΦ，マスト細胞，好酸球	T 細胞，B 細胞	T 細胞の増殖と分化抑制，単球・MΦ の遊走誘導，好中球活性化
TNF-α	単球，MΦ，樹状細胞，マスト細胞，NK 細胞，B 細胞，好酸球	T 細胞，NK 細胞，単球，MΦ，樹状細胞	腫瘍細胞傷害，内皮細胞の接着分子発現増強，IL-1・IL-6 などの産生増強

IFN: インターフェロン，IgG：免疫グロブリン G，IL: インターロイキン，MΦ：マクロファージ，Tc：キラー T 細胞，
TGF: トランスフォーミング増殖因子，Th：ヘルパー T 細胞，TNF：腫瘍壊死因子，NK：ナチュラルキラー

（扇元，『わかりやすいアレルギー・免疫学講義』，講談社サイエンティフィク，を引用・一部改変）

（2）適応免疫（獲得免疫）

　適応免疫は，特定の異物（抗原）の侵入後，1 週間程度かけてゆるやかに応答して作用する。適応免疫は，ヒトなどの脊椎動物のみに存在する高度に発達した免疫防御機構であり，抗原の情報が記憶されることと，抗原に対する特異性が高いことが特徴である。適応免疫では，T 細胞とB 細胞が中心となる。

　リンパ系細胞から産生された未成熟な細胞は，胸腺に入り，自己と非自己とを識別するように "教育" を受け，分化・成熟して T 細胞となる（T 細胞の T は，胸腺の "thymus-derived cell" に由来する）。T 細胞は，細胞表面に存在する表面抗原（マーカー）の種類によって，さらにCD4 陽性のヘルパー T 細胞と，CD8 陽性のキラー T 細胞に分けられる。ヘルパー T 細胞は，B 細胞による抗体産生やマクロファージによる病原体除去を助ける。キラー T 細胞は，樹状細胞などの抗原提示細胞からの抗原認識を受けて，パーフォリンを放出し細胞膜に穴を開け，グランザイムによるアポトーシス（自己細胞死）を誘導する。

word　CD（cluster of differentiation）マーカー

　免疫細胞表面に存在するタンパク質で，T 細胞 - 抗原提示細胞間の接着や共刺激シグナル（補助シグナル）の伝達などの役割をもつ。これまでに 300 以上のものが知られている（表 4-3）。

word　パーフォリンとグランザイム

　キラー T 細胞による細胞傷害のメカニズムとして，キラー T 細胞の分泌顆粒中に存在し Ca^{2+} 依存的に標的細胞の細胞膜に穴を開けるパーフォリンと，この穴から標的細胞に侵入してアポトーシスを誘導するグランザイムを介するものがある。

　グランザイムは一群のセリンプロテアーゼである。この内，グランザイム B はカスパーゼを切断して活性化し，ウィルス感染した細胞や発がん細胞などの標的細胞にアポトーシスを誘導する。

表 4-3　主な CD マーカーの機能

	機　能	分　布
CD3	T 細胞抗原レセプターのシグナル伝達	T 細胞
CD4	MHC class II 分子のレセプター	ヘルパー T 細胞，単球，マクロファージ，樹状細胞
CD8	MHC class I 分子のレセプター	キラー T 細胞
CD19	B 細胞抗原レセプター複合体の一部分	B 細胞，樹状細胞
CD28	CD80/CD86 レセプターに対する補助シグナル	活性化 T 細胞，活性化 B 細胞
CD40	CD40 リガンドに対する補助シグナル	B 細胞，マクロファージ，樹状細胞
CD45	細胞の活性化，ホスファターゼ	B 細胞，T 細胞，顆粒球などすべての免疫細胞

（扇元，『わかりやすいアレルギー・免疫学講義』，講談社サイエンティフィク，を一部引用・改変）

　もう 1 つのリンパ球は B 細胞である。B 細胞の機能は抗体産生であ
る（B は，鳥類ファブリシウス囊 "bursa of Fabricius" で初めて見い出
されたこと，また，哺乳動物の骨髄 "bone marrow" で造血幹細胞より
分化することから命名された）。骨髄における分化の過程で免疫グロブ
リン遺伝子の再編成が誘導された結果，細胞表面上に免疫グロブリンを
発現する。その後，血流を介して末梢リンパ組織に移動し，抗原や T
細胞を介した刺激により抗体産生細胞に成熟し，IgM，IgG，IgA，IgE
の抗体を産生して分泌する。

4-1-2　免疫機能を活性化する食品成分

　免疫機能を活性化（賦活化）する食品成分の検索は，ナチュラルキラー
（NK）細胞の活性化を指標に行われることが多い。β-グルカン（レンチ
ナン），乳酸菌（プロバイオティクス），β-カロテンなどの成分は，マ
ウスの NK 細胞を活性化することが認められている。ヒトにおいても，
これらの成分の摂取により NK 細胞が活性化し，感染症の罹患リスクが
低くなると期待されている。

　マクロファージの活性化を指標とする検討も行われている。マクロ
ファージの主要な機能の 1 つである異物（細菌，ウィルス，死細胞など）
の取り込み能を調べることで評価する。また，マクロファージの細胞傷
害作用を担う代表的なエフェクター分子である一酸化窒素（NO）や腫瘍
壊死因子（TNF : tumor necrosis factor）-α の産生能も評価される。β-グ
ルカンや乳酸菌の発酵代謝産物などの成分に，マクロファージ活性化能
が認められている。

　一方，感染防御効果としては，ロタウィルス性下痢症や胃潰瘍の原因
菌であるピロリ菌感染に対するプロバイオティクスの防御効果も知られ

ている。また，プロバイオティクスをはじめとする食品成分による腸管免疫調節，とくに IgA 抗体産生の上昇について，研究が進められている。

word　IgA 抗体

免疫グロブリン(Ig：immunoglobulin)には，血中濃度の高い順に IgG，IgA，IgM，IgD，IgE の 5 種類ある。

このうち IgA は粘膜上に存在しており，外界からの病原菌などの付着・侵入を防ぐ役割を担っている。血清型と分泌型の 2 種類あり，唾液・涙・腸管などの粘膜分泌液には 1 量体の IgA が存在する。これに J 鎖が結合し 2 量体を形成して分泌成分が結合すると，分泌型 IgA となる。

4-1-3　免疫機能の調節と食品成分

免疫細胞はそれぞれに特徴的な物質を産生して互いにバランスを調節している。このバランスは，生活環境や食生活によって影響を受けることが明らかになってきている。アレルギーや自己免疫疾患などでは，免疫バランスに異常があることが発症の一因であると考えられている。

（1）Ｔ細胞サブセットと分化

適応免疫（獲得免疫）のバランス調節の“司令塔”のはたらきをする細胞群が，ヘルパー T（Th）細胞である。1986 年に Mosmann らによりサイトカインの分泌パターンの違いによって 1 型ヘルパー T 細胞（Th1），2 型ヘルパー T 細胞（Th2）の 2 種類に分類された。現在では，Th1，Th2 の他に，17 型ヘルパー T 細胞(Th17)，タイプ 1 型制御性 T 細胞(Tr1)，内在性制御性 T 細胞（nTreg），誘導性制御性 T 細胞（iTreg），濾胞ヘルパー T 細胞（Tfh）などのサブセットが報告されている（Tr と Treg の r および reg は，ともに“制御”を意味する“regulatory”に由来し，Tfh の f は，

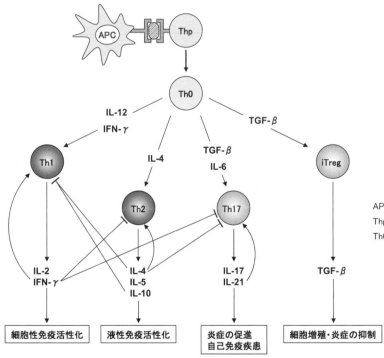

APC：抗原提示細胞（antigen-presenting cells）
Thp：ナイーブ T 細胞
Th0：活性化 T 細胞

図 4-2　Ｔ細胞の分化とサイトカイン環境
（佐藤，化学と生物，46，5（2008）より引用・一部改変）

濾胞の "follicular" に由来する）。

　図4-2に示したように，各ThサブセットはナイーブT細胞（CD4$^+$T細胞またはThp）から分化する。抗原提示細胞により刺激されたナイーブT細胞は活性化T細胞（Th0）となり，周囲のサイトカイン環境によって各サブセットへと分化していく。分化した各T細胞サブセットは，それぞれ異なるサイトカインを産生して自らを活性化すると同時に，拮抗するサブセットへの分化を抑制する排他的性質を示す。それぞれに分化したTh細胞群は種々のサイトカインを産生し，T細胞，B細胞，マクロファージなどの免疫担当細胞の活性や増殖を制御する。

（2）Th1/Th2バランスとTh17，iTreg細胞の関与

　Th1細胞はIL-12やIFN-γにより誘導され，IL-2やIFN-γを産生し，細胞性免疫を活性化する。Th2細胞はIL-4やIL-10により誘導され，IL-4，IL-5，IL-10などを産生し，液性免疫を活性化する。Th1の産生するIFN-γはTh0からTh2への分化を抑制し，Th2の産生するIL-4とIL-10はTh1への分化を抑制する。この相互抑制により形成されるバランスを "Th1/Th2バランス" とよぶ。このバランスは，どちらか一方に偏るとその傾向は増強していき，過剰な免疫反応の原因となる。すなわち，Th1偏向が大きくなると遅延型過敏反応や臓器特異的自己免疫疾患に，Th2偏向はⅠ型アレルギーや全身性自己免疫疾患につながる。

　Th17は，2005年に同定されたTh細胞サブセットであり，関節リウマチや多発性硬化症などの自己免疫疾患への関与が示唆されている。Th17への分化においては，マウスでは形質転換増殖因子（TGF：transforming growth factor）-βとIL-6，IL-23の関与が重要であるが，ヒトではIL-1，IL-6，IL-23が関与するがTGF-βは抑制的にはたらく。Th17の産生するサイトカインは，その名の由来となったIL-17およびIL-21である。IL-21はTh17自身の分化促進にはたらき，IL-17は自己免疫疾患やアレルギーなど種々の炎症反応を促進する。Th1の産生するIFN-γおよびTh2の産生するIL-4は，Th17への分化を抑制する。

　iTregは，自己抗原や外来抗原（アレルゲン）に対する免疫反応を制御する機能を有するサブセットであり，腸管での免疫寛容誘導やアレルギー発症抑制に関与する。iTregの分化は，TGF-βによる単独刺激により誘導され，iTreg自身もTGF-βを産生し，自己を活性化するとともに他の細胞の増殖や炎症の抑制にはたらく。

　アレルギー制御には，Th1/Th2バランスにTh17とiTregを加えた4者によるバランスモデルが提唱されている。アレルギー体質の制御には従来型のTh1/Th2バランスが重要であるが（図4-3(A)），アレルギー保

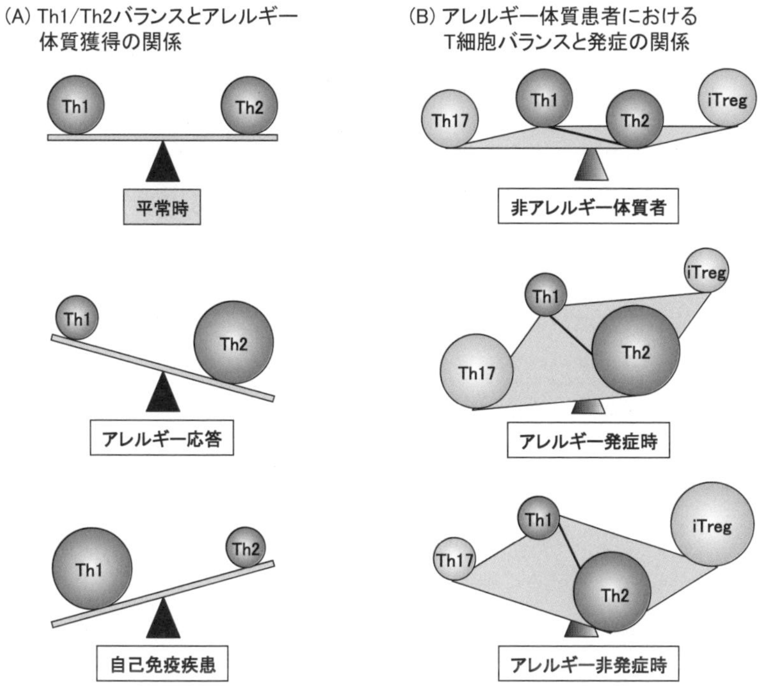

(A) Th1/Th2バランスとアレルギー
　体質獲得の関係

(B) アレルギー体質患者における
　T細胞バランスと発症の関係

図4-3　T細胞バランスとアレルギー疾患
(斉藤, 化学と生物, 47, 3 (2009) より引用・一部改変)

有者の発症制御などには Th1, Th2, Th17, iTreg の4者のバランスが
重要視されつつある（図4-3(B)）。

　4者のバランスにおいても Th1/Th2 バランスが軸となるが，Th17 は
マスト細胞（肥満細胞）を活性化して炎症を促進し，iTreg は不活化さ
せ炎症を抑制すると考えられている。Th2 偏向にあり，かつ Th17 過剰
であれば強い過敏反応を起すが，同様に Th2 偏向であっても iTreg が十
分に発達していれば過敏反応や炎症を抑制できる一方，Th1 と Th17 が
過度にかつ非特異的に強化されれば自己免疫疾患リスクが高まる可能性
がある。

　現在では，Th1, Th2, Th17 の間にサイトカイン産生による排他性が
存在することや，Th17 と iTreg は IL-6 の有無で分化の方向が左右され
ること，iTreg の産生する TGF-β が T 細胞の増殖を抑制することなど，
サイトカイン環境による複雑なバランス形成について理解が進んでい
る。

(3) 衛生仮説と細菌叢仮説

　衛生仮説とは，1989 年に Strachan らが提唱した学説であり，英国に
おける調査結果をもとに，アレルギー疾患増加の要因が少子化や衛生的

環境にあると推察したものである。この調査では，11〜23歳時における花粉症および1歳までの湿疹の有病率が兄弟の数と有意な負の相関関係を示すこと，花粉症の有症率は年下の兄弟数よりも年上の兄弟数に大きく依存していることが明らかになった。すなわち，幼児期早期からの感染暴露頻度が鍵となると推測された。その後の大規模調査においても，環境中のエンドトキシン量の多い地域で育った子供の場合は，花粉症発症率や抗原特異的IgEの保有率が最大5倍程度は低くなることが報告され，衛生仮説は教科書的な概念となった。ただし，乳幼児期早期に発症する食物アレルギーやアトピー性皮膚炎は該当しないとされている。

2005年にNoverrとHuffnagleによって，「細菌叢仮説（microflora hypothesis）」が提唱され，食生活の変化や乳児期からの抗生物質の乱用による腸内細菌叢の変化も，先進国でのアレルギー疾患増加の有力な要因とされた。ヒト腸内には1,000種100兆個もの細菌が棲息するといわれ，細菌の生態系である細菌叢が形成されている。疫学的には，エストニアとスウェーデンにおけるアレルギー疾患の発症率の差と，それぞれ

─ コラム：衛生環境とT細胞バランス ─

衛生仮説に関連した調査研究により，環境因子のT細胞の分化パターンへの影響についても理解が深まりつつある。本文のとおり，生活環境中のエンドトキシン量とアレルギー罹患率には負の相関関係が確認されている。エンドトキシンはマクロファージや抗原提示細胞に作用し，IL-12産生を促す。IL-12はTh1への分化を誘導し，Th2を抑制する。一方，衛生的環境では，抗原刺激によるTh2への分化誘導が起こりやすいとされる。このように，アレルギー体質の獲得には乳幼児期の衛生環境が大きく関与すると考えられている。

環境中に存在する免疫賦活物質として，細菌やウィルスの成分がTh1およびTh17を誘導し，寄生虫や植物抗原がTh2やiTregを刺激する。これら免疫賦活物質の減少により各担当細胞の刺激が起こらないことで免疫システム全体が変調し，アレルゲンや自己抗原に対し異常反応が起こりやすくなってい

ると推測して，下図の"balancing square model"が提唱されている。

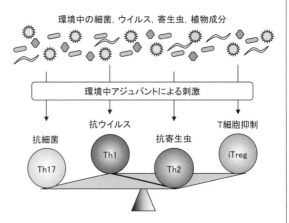

balancing square model

各T細胞サブセットはそれぞれが担当する外来異物などから適度に刺激を受け続けることによってバランスを保っている。環境因子の減少や変化により，バランスがくずれやすくなると考えられる。
(Orihara *et al.*, *World Allergy Organ Journal*, **1**, 9-14 (2008) より引用・一部改変)

の国における乳幼児の腸内細菌叢との関連性についての報告があり，腸
内細菌叢が正常に発達することによってアレルギー疾患の発症が抑えら
れる可能性が指摘されている。実験的にも，無菌マウスでは通常飼育し
たマウス（SPFマウス）に比べて経口免疫寛容が誘導されにくいことが
報告されており，腸管免疫系の発達や経口免疫寛容において，腸内細菌
（叢）は重要な役割を果たすことが明らかになってきている。

（4）免疫バランス改善能を有する食品成分

　ある種の乳酸菌（プロバイオティクス）に，Th1/Th2バランス改善
作用のあることが示されている。乳酸菌の中にアレルギー軽減作用を示
すものがあるといわれはじめたのは1990年代からであるが，それ以前
から腸内細菌叢とアレルギー疾患との関係については，Th1/Th2バラ
ンスなどの観点から注目されていた。乳酸菌などの細菌はマクロファー
ジや樹状細胞などの抗原提示細胞に作用し，IL-12のようなサイトカイ
ンを誘導する。IL-12は強力にTh1細胞を誘導し，Th1細胞はTh2細胞
の活性を弱めるために，Th2細胞によって引き起こされる一連のアレル
ギー反応を減少させる。ただし，すべての乳酸菌が等しくこのような
Th1誘導・Th2抑制能を有しているわけではなく，菌種や菌株によって
大きく活性が異なるのは興味深い。

　難消化性オリゴ糖はプレバイオティクスとしてビフィズス菌などの腸
内細菌の増殖因子となる。ダイズに含まれるオリゴ糖のラフィノースを
与えたマウスの腸管において，抗原提示細胞のIL-12産生が増加し，
Th1への分化が誘導されている。アレルギー児と非アレルギー児の間で
腸内細菌叢に違いがあることからも，腸内細菌叢のあり方が免疫バラン
スと関連している可能性がある。

4-2　アレルギーと抗アレルギー作用成分

4-2-1　アレルギーと免疫

　本来，免疫の機能は病原性の細菌やウィルスなどの生体に害を及ぼす
「異物」に対抗する生体防御機構であるが，何らかのきっかけでそのバ
ランスが崩れたり認識に誤りが生じたりすると，「異物」だけでなく自
己に対しても過敏に反応して害を及ぼすことがある。この「免疫が本来
守るべき自己に対して，誤って傷害を及ぼしてしまう過敏反応」をアレ
ルギーとよぶ。現在では，これらの過敏反応やそれによってひき起こさ
れる疾患も含めて「アレルギー」とよんでいる。本来，病気を治療する
ための薬も，用法や用量を誤れば自己を害する毒となりうるものである。

> **word　アレルギーは国民病**
>
> 　国民の多数が罹り，社会に悪影響を及ぼす病気を国民病という。その代表例は，過去の結核や現代の生活習慣病である。厚生労働省が平成15年に実施したアレルギー様症状に関する保健福祉動向調査では，「1年間に，皮膚，呼吸器および目鼻の3症状のいずれかのアレルギー様症状があった者」は全体の35.9%であった。年齢階級別で最も多かったものでは，男性は「5〜9歳」の45.8%，女性は「35〜44歳」の44.6%が症状ありと答えている。
>
> 　また，アレルギーが理由で医療機関に通院していると答えた者は全体の20.9%にのぼった。糖尿病患者は予備軍を含めて2210万人と推定されており，人口の約17%であるという数字からみても，アレルギーはすでに日本における国民病となっている。

免疫もまた,「毒にも薬にもなりうる,調節の必要な生体防御機構」であり,アレルギーや自己免疫疾患,移植拒絶反応などは免疫が「毒(有害)」として作用した結果である。しかし,免疫は自己を守るための重要な防御機構であるので,これを極端に弱めることや放棄することはできない。このため,アレルギー対策としては免疫反応やバランスを適切に調節することが鍵となる。理論的には,アレルギー回避には抗原との接触を断つことが最も有効であるが,食品・日常生活空間に存在する抗原を完全にシャットアウトするのは非常に困難であり,また不可能な場合もある。

(1) アレルギー反応の分類

　アレルギー反応は,1963年にGellとCoombsによってI型〜IV型の4つのタイプに分類された(図4-4)。

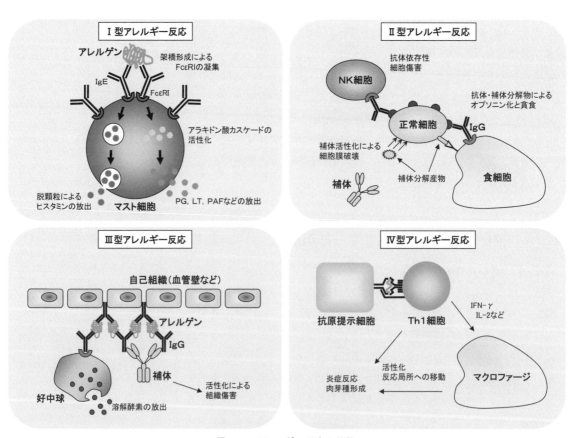

図4-4　アレルギー反応の分類

1）Ⅰ型アレルギー反応

　Ⅰ型アレルギー反応は即時型であり，イムノグロブリンE（IgE）依存型の反応で，マスト細胞（肥満細胞）が大きく関与している。一般にアレルギーという場合はⅠ型を指す場合が多い。IgEがマスト細胞上の高親和性レセプターであるFcεRIに結合した状態が準備状態であり，侵入してきた抗原によりIgE－FcεRIが十分に架橋されるとFcεRIが凝集し，マスト細胞内でシグナル伝達が開始される。その結果，ただちに脱顆粒が生じ，細胞内に蓄えられていたヒスタミンなどのケミカルメディエーターが放出される。このヒスタミンが標的細胞上のH1レセプターに作用すると，血管拡張，血管透過性亢進，気管支平滑筋収縮，粘液分泌上昇などのアレルギー症状が誘導される。同時に，アラキドン酸カスケード（図4-7）の活性化により脂質メディエーターであるプロスタグランジン（PG：血管透過性亢進），ロイコトリエン（LT：気管支平滑筋収縮・血管透過性亢進・白血球走化），血小板活性化因子（PAF：平滑筋収縮・血小板凝集・白血球走化）が産生・放出される。さらに，炎症性サイトカイン類の転写も亢進する。これらの症状が重篤な場合は，全身性のアナフィラキシーショックを起こし，死に至る場合もある。代表的な疾患には，花粉症，気管支喘息，じんましんなどがあり，食物アレルギーもこのⅠ型に分類される。

2）Ⅱ型アレルギー反応

　Ⅱ型アレルギー反応は細胞傷害型であり，イムノグロブリンG（IgG）やイムノグロブリンM（IgM）に，自己抗原や自己組織が異物と認識され，補体や各種免疫細胞により細胞傷害がひき起こされる反応である。IgGやIgMが標的細胞に結合し，これを認識するNK細胞による抗体依存性細胞傷害や，抗体と補体によるオプソニン化（貪食誘導化）と食細胞による貪食・消化，さらに補体活性化による細胞膜破壊，好中球の活性化による細胞傷害などが考えられている。代表的な疾患には，自己の赤血球に対する自己抗体の産生が原因となる自己免疫性溶血性貧血や，アセチルコリンレセプターに対する自己抗体が原因となり同レセプターが減少して筋収縮が困難になる重症筋無力症などがある。

3）Ⅲ型アレルギー反応

　Ⅲ型アレルギー反応は免疫複合体型であり，抗原と抗体（IgG，IgM）の複合体が組織に沈着して生じる傷害反応である。この複合体が血管壁などの組織に沈着すると補体の活性化や好中球からの溶解酵素の放出な

word　ケミカルメディエーター

　分子生物学や薬理学などの分野において，ある細胞から放出（分泌）され，他の細胞（厳密には細胞表層の受容体）への情報伝達を行う化学物質を「ケミカルメディエーター」とよぶ。

　アレルギーにおいて主要なケミカルメディエーターには，ヒスタミン，プロスタグランジン，ロイコトリエン，血小板凝集因子などがある。このうちプロスタグランジン・ロイコトリエンなどの脂肪酸由来，または血小板凝集因子などのリン脂質由来の脂溶性物質は，脂質メディエーターともよばれる。

word　アレルゲンと抗原

　「アレルゲン」と同義に用いられる言葉に「抗原」がある。「アレルゲン」の意味することはこの「抗原」に含まれている。すなわち，「抗原」とは抗原抗体反応や感作・抗体産生などの免疫応答を誘発するものであり，そのなかでアレルギーを誘発するものを「アレルゲン」とよんでいる。よって，アレルゲンは同時に抗原であっても，抗原は必ずしもアレルゲンではない。また，英語でもantigen（抗原）とallergen（アレルゲン）の単語が存在し，抗体との反応性は「antigenicity」，アレルギー誘発性は「allergenicity」と区別して使われることが多い。

どが起こり，組織が傷害される。通常，免疫複合体は食細胞により処理されるが，大量の免疫複合体が存在し続けると急性炎症性応答の原因となる。微生物由来の抗原や外来血清成分，自己抗原などにより誘導される。代表的なものに，既にある抗原で免疫されている個体に同抗原を皮下注射した場合に浮腫や紅斑などを生じるアルサス反応や血清病，農夫肺などがあり，糸球体腎炎や全身性エリテマトーデスにおいてもⅢ型の関与が示唆されている。

4）Ⅳ型アレルギー反応

Ⅳ型アレルギー反応は遅延型であり，抗原との接触から24時間以上経ってから起こる反応である。感作されたT細胞が主役である点において，4つのタイプの中では特異的である。特異抗原に感作されたヘルパーT細胞から放出されたインターフェロンγ（IFN-γ）などのサイトカインが，マクロファージを活性化させ炎症が起こる。同時に細胞傷害性T細胞の活性化による細胞傷害も生じることもある。慢性マイコバクテリア感染のように抗原が長期にわたり存在すると，慢性的に刺激を受けたヘルパーT細胞がサイトカインを産生し続け，その結果，分解しきれない抗原を含むマクロファージの融合や繊維芽細胞の増殖がおこり最終的に肉芽腫を形成する場合もある。Ⅳ型反応の代表例は，反応局所にT細胞やマクロファージが浸潤して腫れを誘導するツベルクリン反応であり，接触性過敏症の膿疱形成や肉芽種性疾患（サルコイドーシスなど）においてもヘルパーT細胞やマクロファージによる炎症誘導や肉芽腫形成が認められる。

以上の分類はアレルギー反応の概要を理解するためには優れた分類で現在も多用される。しかし，主として組織傷害パターンによる分類であり，現在では必ずしもこの通りではないという見解もある。アレルギーの対策や治療について考察するためには，免疫が自己防衛機構であることを念頭におき，免疫システムとその状態，さらにアレルギーの原因物質などにも目を向けなくてはならない。

（2）アレルゲンとアレルギー発症機序

4つに分類されたアレルギー反応タイプにおいて，食品機能学との関わりが最も深いタイプはⅠ型アレルギー反応である。花粉症や食物アレルギーは主にⅠ型アレルギー反応により惹起されていると考えられており，現在のアレルギー対策食品や抗アレルギー作用成分の研究の大半が

word　アレルギー表示制度とアレルギー表示対象品目

日本では，アレルギー物質を含む食品の表示が食品衛生法により規定されている。2013年9月20日時点では，27品目がアレルギー表示対象品目となっており，なかでも特に重篤な症状をひき起こす，または症例数が多い7品目（エビ・カニ・小麦・そば・卵・乳・落花生）が「特定原材料」として表示が義務付けされている。

また症例数，重篤例が比較的少なく，科学的知見が必ずしも十分ではない20品目（アワビ・イカ・イクラ・オレンジ・カシューナッツ・キウイフルーツ・牛肉・クルミ・ゴマ・サケ・サバ・ダイズ・鶏肉・バナナ・豚肉・マツタケ・モモ・ヤマイモ・リンゴ・ゼラチン）を「特定原材料に準ずるもの」として表示を推奨している。諸外国ではこれらに加え，ナッツ類なども表示が義務化されている。

Ⅰ型アレルギー反応をターゲットにしたものである。食品機能学分野において，単に「アレルギー」といった場合，意味するのはほとんどがⅠ型アレルギー反応であるので，以下，Ⅰ型アレルギー反応を主題として，その原因物質や発症機序について述べる。

1）アレルゲン

アレルギーをひき起こす物質をアレルゲンという。主としてタンパク質であることが多いが，多糖類や薬物もアレルゲンとなる場合がある。広義には「アレルギーの原因となる物」ということで花粉や食物自体を指す場合もあるが，学術的にはアレルギーの原因となる花粉や食品などに含まれる特定の物質（分子）を指す。例えば，花粉症を引き起すスギ花粉のアレルゲンの1つは，Cry j 1という糖タンパク質である。

同じアレルギーであってもアレルゲンは必ずしも同一ではなく，原因食物などに含まれる数種のタンパク質が患者ごとに異なって原因となる場合もある。表4-4に日本での食物アレルギー表示対象品目中の特定原材料7品目のアレルゲンについて示した。このように，1つの食品に対し複数のアレルゲンが報告されており，マイナーなものも含めるとさらに多数となる。例えば，同時にGal d 1（ovomucoid）とGal d 2（ovalbumin）の2つのアレルゲンに感作されている患者の場合，卵からGal d 1のみを除去してもGal d 2に対するアレルギー反応を起こすリスクは残る。さらに異なるタンパク質であればその性質も異なり，熱に安定なものや不安定なもの，水に溶けやすいものや溶けにくいものもあるので除去や低減化の方法も異なる。スギ花粉アレルゲンCry j 1は加熱による抗原性の低減化が報告さているが，エビアレルゲンのトロポミオシンは熱安定アレルゲンとして知られている。したがって，アレルゲンの除去や低減化などの対策には，アレルゲンに対する正しい知識と細心の注意が必要である。

2）Ⅰ型アレルギーの発症機序

アレルギーの発症には，前提として免疫バランスの崩壊が大きく関与している。さらに生体内への異物の侵入を防ぐ様々なバリア機構（腸管細菌叢を含む）の破綻による影響も重大である。これらの前提を踏まえた上で免疫バランスが崩れた状態で抗原に曝されると，どのような免疫応答が起こるのかについて概説する（図4-5）。

アレルゲンが生体内に侵入してくると，はじめに樹状細胞などの抗原提示細胞に貪食され捕捉される。捕捉されたアレルゲンはファゴソーム

---

word　アレルゲンの命名法

現在，国際免疫学会連合（International Union of Immunological Societies）のアレルゲン命名法に関する小委員会が提唱している方法が一般的である。アレルゲンが精製された生物の属名の初めの3文字を記し，スペースを1つ空け種小名の初めの1文字を加える。さらにスペースを1つとって最後にアレルゲンが単離精製された順番の番号をつけるとされている。

例えば，エビアレルゲンの場合，Northern brown shrimp（学名：*Penaeus aztecus*）から単離精製されたトロポミオシンというタンパク質が1番目であったということで，Pen a 1とされている。同じエビアレルゲンのトロポミオシンであってもバナメイエビ（学名：*Litopenaeus vannamei*）より精製されたものはLit v 1として登録されている。このように，対象となる生物の属や種が異なればアレルゲンの表記も異なる。

---

word　アレルギー発症の原点

アレルギーの始まりは何であるのか？　一般的には体内への抗原（異物）の侵入と考えられるが，必ずしも抗原がアレルギー発症の犯人とは限らない。バリア機構や免疫バランスが適切であれば，強力なアジュバントや過激な投与でもない限り抗原への感作は成立し難いのである。個体の免疫バランスによって，同じ抗原であってもアレルギーを起こしたり，寛容を誘導したりと場合によって異なる。

不要な過敏反応を起さないためのバランスのとれた免疫機構と十分なバリア機構の保持がアレルギー予防の最優先課題であり，抗原を受け入れることのできる寛容さが重要である。

表4-4　食物アレルギー表示対象品目（特定原材料）とアレルゲン（2012年10月現在）

原材料名	英　名	学　名	アレルゲン名	生化学名	分子量
エ　ビ	Brown shrimp	*Farfantepenaeus aztecus*	Pen a 1	Tropomyosin	36,000
	Indian prawn	*Fenneropenaeus indicus*	Pen I 1	Tropomyosin	34,000
	Kuruma prawn	*Marsupenaeus japonicus*	Pen j 1*	Tropomyosin	35,000
	Black tiger shrimp	*Penaeus monodon*	Pen m 1	Tropomyosin	38,000
			Pen m 2	Arginine kinase	40,000
			Pen m 3	Myosin light chain 2	未登録
			Pen m 4	Sarcoplasmic calcium binding protein	未登録
			Pen m 6	Troponin C	未登録
	Greasyback shrimp	*Metapenaeus ensis*	Met e 1	Tropomyosin	未登録
	Pacific white shrimp	*Litopenaeus vannamei*	Lit v 1	Tropomyosin	36,000
			Lit v 2	Arginine kinase	未登録
			Lit v 3	Myosin, light chain 2	20,000
			Lit v 4	Sarcoplasmic calcium-binding protein	20,000
	North Sea shrimp	*Crangon crangon*	Cra c 1	Tropomyosin	38,000
			Cra c 2	Arginine kinase	45,000
			Cra c 4	Sarcoplasmic calcium-binding protein	25,000
			Cra c 5	Myosin, light chain 1	17,500
			Cra c 6	Troponin C	21,000
			Cra c 8	Triosephosphate isomerase	28,000
	Northern shrimp	*Pandalus borealis*	Pan b 1	Tropomyosin	37,000
	American lobster	*Homarus americanus*	Hom a 1	Tropomyosin	未登録
			Hom a 3	Myosin light chain 2	23,000
			Hom a 6	Troponin C	20,000
	Spiny lobster	*Panulirus stimpsoni*	Pan s 1	Tropomyosin	34,000
	Narrow-clawed crayfish	*Pontastacus leptodactylus*	Pon I 4	Sarcoplasmic calcium-binding protein	24,000
			Pon I 7	Troponin I	30,000
カ　ニ	Crab	*Charybdis feriatus*	Cha f 1	Tropomyosin	34,000
小　麦	Wheat	*Triticum aestivum*	Tri a Bd 17K*	Alpha-amylase inhibitor	15,000
			Tri a 12	Profilin	14,000
			Tri a 14	Non-specific lipid transfer protein 1	9,000
			Tri a 18	Agglutinin isolectin 1	未登録
			Tri a 19	Omega-5 gliadin, seed storage protein	65,000
			Tri a 25	Thioredoxin	未登録
			Tri a 26	High molecular weight glutenin	88,000
			Tri a 36	Low molecular weight glutenin GluB3-23	40,000
			Tri a 37	Alpha purothionin	12,000
ソ　バ	Common buckwheat	*Fagopyrum esculentum*	Fag e 2	2S albumin	16,000
			Fag e 3	Vicilin	19,000
	Tartarian buckwheat	*Fagopyrum tataricum*	Fag t 2	2S albumin	16,000
卵	Chicken	*Gallus domesticus*	Gal d 1	Ovomucoid	28,000
	(egg white)		Gal d 2	Ovalbumin	44,000
			Gal d 3	Ovotransferrin	78,000
			Gal d 4	Lysozyme C	14,000
			Gal d 5	Serum albumin	69,000
			Gal d 6	YGP42	35,000
乳	Domestic cattle	*Bos domesticus*	Bos d 4	Alpha-lactalbumin	14,200
	(milk)		Bos d 5	Beta-lactoglobulin	18,300
			Bos d 6	Serum albumin	67,000
			Bos d 7	Immunoglobulin	160,000
			Bos d 8	Caseins (for individual components see Bos d 9-Bos d 12)	20,000～30,000
			Bos d 9	alphaS1-casein	未登録
			Bos d 10	alphaS2-casein	未登録
			Bos d 11	beta-casein	未登録
			Bos d 12	kappa-casein	未登録
落花生	Peanut	*Arachis hypogaea*	Ara h 1	Cupin (Vicillin-type, 7S globulin)	64,000
			Ara h 2	Conglutin (2S albumin)	17,000
			Ara h 3	Cupin (Legumin-type, 11S globulin, Glycinin)	60,000
			Ara h 4	renamed to Ara h 3.02, number not available for future submissions	未登録
			Ara h 5	Profilin	15,000
			Ara h 6	Conglutin (2S albumin)	15,000
			Ara h 7	Conglutin (2S albumin)	15,000
			Ara h 8	Pathogenesis-related protein, PR-10	17,000
			Ara h 9	Nonspecific lipid-transfer protein 1	9,800
			Ara h 10	16 kDa oleosin	16,000
			Ara h 11	14 kDa oleosin	14,000
			Ara h 12	Defensin	8,000～12,000
			Ara h 13	Defensin	8,000～11,000

参考：IUIS Allergen Nomenclature Sub-Committee (http://www.allergen.org/index.php)．学名は新属名で記載。
*印のアレルゲンはIUIS未登録のもの。「えび」について，シャコ類，アミ類，オキアミ類は特定原材料の対象外。

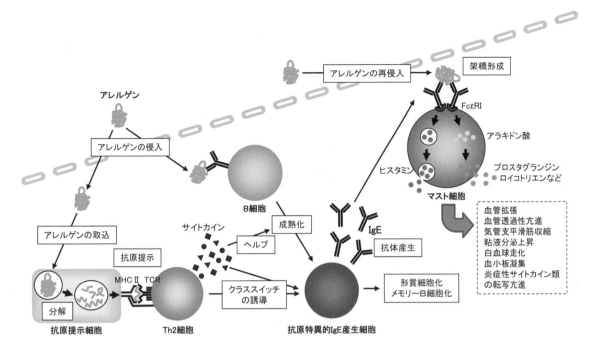

図 4-5 Ⅰ型アレルギー発症機序

（エンドソーム）からリソソームに輸送される過程において，ジスルフィド結合の還元などによって高次構造が解きほぐされてペプチド鎖となる（アンフォールディング：unfolding）。さらに酵素による切断・分解（デグラデイション：degradation）を経てMHCクラスⅡ分子と結合した後，抗原ペプチドとして適切な長さにカットされ（トリミング：trimming）MHCクラスⅡ分子－ペプチド複合体が完成する。この複合体が細胞表面へと輸送され，ヘルパーT細胞上のT細胞抗原レセプター（TCR：T cell receptor）に抗原が提示される。Th2細胞が抗原情報をうけとるとIL-4，IL-10，IL-13などの炎症性サイトカインを産生する。これらのサイトカインはB細胞を刺激し，増殖・分化を誘導する。また，アレルゲンはアレルゲン特異的抗原レセプターを発現した抗原特異的B細胞に取り込まれ，プロセシングを受けた後，MHCクラスⅡ分子により提示される。これをTh2細胞が認識し，抗原特異的B細胞のクラススイッチを誘導する。こうして誘導された抗原特異的IgEを産生するB細胞は増殖し，IgEを産生する形質細胞や記憶B細胞へと分化する。このようにして，抗原の取り込み・提示・特異的抗体の産生などが行われアレルゲンに対する感作が成立する。

　抗原特異的IgEは全身に拡散しマスト細胞あるいは好中球の表面に多

く発現している高親和性レセプター FcεRI と結合する。抗原が再び侵入して、IgE と結合することにより FcεRI が架橋されると前述の I 型アレルギー反応が起こりアレルギーを発症する。このようにアレルギーは感作の成立とアレルゲンの再侵入の2段階によって発症する。さらに、この I 型アレルギー反応に関与した Th2 細胞やマスト細胞で産生された炎症性サイトカインが Th1/Th2 バランスを Th2 偏向にし、個体のサイトカイン環境をアレルギー傾向にするため、アレルギーの発症を繰り返すことで重篤化していく。

（3）アレルゲンを低減化した食品

　食物アレルギー患者にとって、原因食品の除去は最も有効な対処法の1つである。しかし、乳・卵・小麦は食事でのタンパク質源としてきわめて重要であり、これらを完全に除去することは栄養上、望ましいことではない。

　また食物の制限は精神的な苦痛を伴う。これらの問題を解決するために、現在ではいくつかの低アレルゲン化食品が開発されている。

　先駆的な役割を果たしたのは、乳タンパク質を加水分解した低アレルゲン化ミルクであり、古くから利用されている。食品加工用の加水分解酵素（プロテアーゼ）を作用させ、乳に含まれるアレルゲン分子全体を低分子化することで、IgE 抗体を架橋化するのに必要なサイズよりも小さくなり、マスト細胞における脱顆粒以降の反応が進まなくなる（図4-5）。アレルゲンを酵素により分解する手法は、その後、低アレルゲン化米・低アレルゲン化小麦粉の開発へと引き継がれている。さらに、T細胞エピトープ構造を残存させるような酵素分解であれば、単なる低アレルゲン化食品ではなく、積極的に経口免疫寛容を誘導させる食品として位置づけることができる（図4-8）。

　洗浄や加圧などの処理により、効果的に低アレルゲン化が可能な場合もある。塩水による洗浄で、アルブミン・グロブリンなどの塩溶性タンパク質を除去することにより、小麦の低アレルゲン化が可能である。さらに、米の場合には、米を塩水に漬けて加圧し、細胞膜を破壊して米の主要アレルゲンである 16 k グロブリンなどを塩水に溶出させることによって、低アレルゲン米「A カット米」が作製された。また、卵白では、加熱と洗浄の組み合わせ処理によって低アレルゲン化された「加熱脱オボムコイド卵白」が知られている。すなわち、加熱によりオボアルブミンなどを失活かつ凝固させ、凝固しないオボムコイドを生理食塩水で繰り返し洗浄することで、ほぼ完全にオボムコイドを除くことが可能であ

る。

　一般的に，アレルゲンは食品加工上，重要な役割を担うタンパク質である場合も多く，その除去や分解によって作製された低アレルゲン化食品の加工特性は，原料と比較して著しく低下する場合もある。例えば，卵の主要アレルゲンはオボアルブミンやオボムコイドであるが，同時にこれらの卵白タンパク質は卵の加熱凝固性・気泡性などの重要な加工特性を担うことから，低アレルゲン化卵白の加工性は著しく低下することになる。小麦の場合には，低アレルゲン化小麦粉を作製するためにグルテンを酵素分解しなければならず，加工に不可欠なグルテンの特性は失われることになる（ただし，主成分であるデンプンの加工特性を活用した小麦加工製品を製造することは可能である）。また，牛乳の場合には，乳タンパク質の加水分解によって，苦味ペプチドが生じることがある。

（4）抗アレルギー作用と機能成分

　アレルギー反応に関与する生理活性物質として最も一般的かつ効果的なものが I 型のマスト細胞による炎症性物質（ケミカルメディエーター）の放出である。放出される物質は主に，脱顆粒によるヒスタミンとアラキドン酸カスケードによる種々の脂質メディエーターである。抗アレルギー作用を有する成分を扱うためには，これらの産生・放出機構を理解することが重要である。

1）マスト細胞による炎症性物質の放出

　炎症性物質の産生・放出の起点になる現象が前述の FcεRI の凝集である（図 4-6）。多価抗原が FcεRI 上の IgE に結合すると，架橋形成により FcεRI の凝集が起こる。この凝集が起点となり，次に記すリン酸化カスケードにより細胞内で次々と情報伝達が行われ，最終的に脱顆粒がおこる。まず，FcεRI の β 鎖に会合している膜結合型チロシンキナーゼである Lyn が活性化し，FcεRI の γ 鎖に存在する ITAM モチーフのチロシン残基をリン酸化する。すると，リン酸化チロシンを認識して結合する SH2 ドメインを有するチロシンキナーゼ Syk が同ドメインを介して ITAM のリン酸化部位と結合し，Lyn などの Src ファミリープロテインキナーゼ（Src PTK）によってリン酸化され活性化する。この活性化 Syk が「ラフト」とよばれる膜ドメインに局在する LAT のチロシン残基や近傍の別の Syk をリン酸化し，下流の活性化情報伝達が開始される。

　上述のリン酸化カスケード開始の流れに続き，リン酸化 LAT や SLP-76，MIST，Grb2，Gads などのアダプター分子が各分子内の SH2

> **word　Src（c-Src）**
>
> 　がん原遺伝子 c-src にコードされているチロシンキナーゼ。Src（サークと読む）は sarcoma（肉腫）の略である。チロシンキナーゼドメインに加え、他のタンパク質のリン酸化チロシンを含む領域と結合する SH2 ドメイン，プロリンリッチな領域と結合する SH3 ドメインを持つ。Src はがんをひき起こすウィルスから発見されたがん遺伝子にコードされるタンパク質のことも意味するが、これらは v-Src とされ、正常細胞由来の c-Src とは異なるタンパク質である。Lyn, Fyn を含む数種の Src 型チロシンキナーゼが同定されており、c-Src とともに Src ファミリーに分類されている。

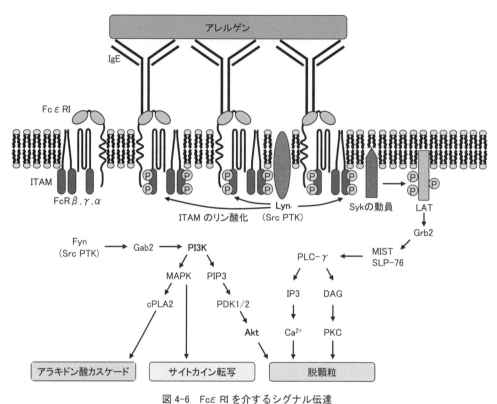

図 4-6　Fcε RI を介するシグナル伝達
（烏山編，『免疫学イラストマップ』，羊土社（2004）より引用・一部改変）

word

Src PTK（Src-family protein tyrosine kinases）
Lyn, Fyn（Src family tyrosine-protein kinase）
ITAM（immunoreceptor tyrosine-based activation motif）
SH2（Src homology 2）
Syk（spleen tyrosine kinase）
LAT（linker for activation of T-cells）
MIST（mast cell immunoreceptor signal transducer）
SLP-76（leukocyte phosphoprotein of 76 kDa）
Grb2（growth factor receptor-bound protein 2）
Gads（Grb2-related adaptor downstream of Shc）
Shc（SH2-containing collagen-related proteins）
Gab2（Grb2-associated binder 2）
PLC-γ（phospholipase C-γ）
PI3K（phosphatidylInositol 3-kinase）
PKC（Protein kinase C）
MAPK（mitogen-activated protein kinase）

ドメインやプロリンリッチな領域と結合する SH3 ドメインを介して結合すること，PI3K，PLC-γ，PKC，MAPK などの酵素が下流の分子を活性化することで次々と情報を下流に伝達していく。その結果、脱顆粒や炎症性サイトカインの産生，アラキドン酸カスケードの活性化による脂質メディエーターの産生へとつながる。このリン酸化カスケードには，別の Src ファミリーキナーゼである Fyn および様々なアダプター分子や酵素が関与することも明らかになっている。

2）アラキドン酸カスケードによる脂質メディエーターの産生

　アラキドン酸を主とするエイコサポリエン酸からプロスタグランジン（PG），ロイコトリエン（LT），トロンボキサン（TX）などの脂質メディエーターとよばれる生理活性物質を生合成するための経路を，アラキドン酸カスケードとよぶ（図 4-7）。細胞膜のリン脂質に含まれるアラキドン酸がホスホリパーゼ A_2（PLA_2：phospholipase A_2）により遊離され，シクロオキシゲナーゼ（COX：cyclooxygenase）経路で PG，TX が，ま

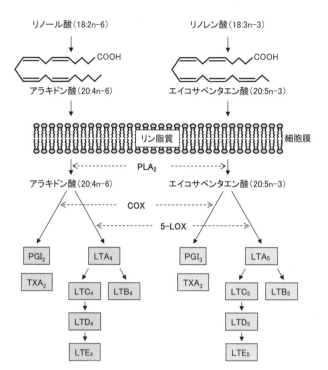

word
PGI$_2$：プロスタグランジン I$_2$
PGI$_3$：プロスタグランジン I$_3$
TXA$_2$：トロンボキサン A$_2$
TXA$_3$：トロンボキサン A$_3$
LTA$_4$：ロイコトリエン A$_4$
LTA$_5$：ロイコトリエン A$_5$
LTB$_4$：ロイコトリエン B$_4$
LTB$_5$：ロイコトリエン B$_5$
LTC$_4$：ロイコトリエン C$_4$
LTC$_5$：ロイコトリエン C$_5$
LTD$_4$：ロイコトリエン D$_4$
LTD$_5$：ロイコトリエン D$_5$
LTE$_4$：ロイコトリエン E$_4$
LTE$_5$：ロイコトリエン E$_5$

図4-7　n-6, n-3系脂肪酸からの脂質メディエーターの生合成経路（アラキドン酸カスケード）
（奥山ほか編，『油脂（あぶら）とアレルギー』，学会センター関西（1999）より引用・一部改変）

たは5-リポキシゲナーゼ（5-LOX：5-lipoxygenase）経路によりLTが生合成される。PG類は好中球遊走，抹消血管拡張，気道収縮などの作用を示し，LT類は白血球遊走，平滑筋収縮などの作用，TX類は強い平滑筋収縮，血小板凝集促進などの作用を示し，アレルギー反応に関与する。

　これらの脂質メディエーターは，エイコサペンタエン酸（EPA）からも同様の経路により生合成されるが，TX類やLT類の一部は，アラキドン酸由来のものに比べてアレルギー反応に関係する諸作用が緩やかである。さらに，同経路で生合成されるため，合成酵素の競合により，アラキドン酸由来のエイコサノイドの生合成を抑制する。

3）抗アレルギー（炎症）機能成分
i）ポリフェノール類
　芳香族炭化水素の2個以上の水素がヒドロキシル基で置換された化合物をポリフェノール（多価フェノール）といい，植物に広く分布しているカテキンやタンニンが有名である。

　抗アレルギー作用がある最も一般的なフラボノイドのなかで最も作用メカニズムが明らかにされているものに，茶に含まれるメチル化カテキ

ンがある。このメチル化カテキンは，①マスト細胞の細胞表面に発現している緑茶由来のカテキン受容体 67LR を介して FcεRI の発現を抑制，②67LR を介したミオシン軽鎖リン酸化阻害によるヒスタミン放出抑制，③Src ファミリーチロシンキナーゼ（Src PTK）である Lyn のリン酸化阻害，の3経路によってマスト細胞の活性化を抑制する。また，メチル化カテキンの体内動態もわかっており，経口摂取による吸収率が主要な茶カテキンよりも高く，吸収後の血中からの消失も比較的に穏やかである。

同じフラボノイドで温州みかんの中果皮および瓢嚢膜に含まれるヘスペリジンのアグリコンであるヘスペレチンにも抗アレルギー作用があり，*in vitro* 試験にて PI3K 下流の Akt のリン酸化（図 4-6）を阻害し，脱顆粒を抑制する。ヘスペリジンは腸内細菌がもつ β-グルコシダーゼなどによりヘスペレチンと糖に加水分解されることが見出され，血中や尿中にヘスペレチンのみがみられることから，脱顆粒抑制成分はヘスペレチンである。

食品の機能性においては，これらのように作用機構や体内動態（厳密には腸管などの消化管内は体内ではない）まで明らかにされている方が望ましい。

このほかにも，トマト果皮に含まれるナリンゲニンカルコンや甜茶由来のポリフェノール，海藻由来のポリフェノール，ケルセチンなど多くの植物由来のポリフェノールによる抗アレルギー作用が報告されているが，単にこれら成分を含む食品を積極的に摂取すれば良いわけではない。食品に含まれる機能成分を安全に活用するためには，作用メカニズムや体内動態，必要用量，副作用，混在成分など様々な要素を理解し，健康状態も考慮した上でリスクが生じないように摂取しなくてはならない。処方箋を必要とせず摂取する食品の場合，特定成分の過剰摂取は，時として人体に重大な障害をもたらすこともありうる。

ⅱ）n-3 系脂肪酸と脂質比

エイコサペンタエン酸（EPA）やドコサヘキサエン酸（DHA）などの n-3 系脂肪酸の摂取も，アレルギー反応の緩和に有効である。図 4-7 に示したようにリノール酸などの n-6 系脂肪酸からはアラキドン酸が作られ，n-3 系脂肪酸からはエイコサペンタエン酸が作られる。この両者は同様のカスケードにより代謝されるが，n-3 系脂肪酸が基質として競合，または酵素を抑制して n-6 系脂肪酸の代謝を抑制する。さらに，n-3 系脂肪酸から作られる二重結合の1つ多い PG，TX，LT の一部では，ア

┌───┐

─コラム：食物除去とアレルギーの治癒─

　食物アレルギーでは，診断や過敏反応回避のために原因食物の除去が行われることがある。しかし，食物除去は発症の回避には有効であるが根本的な治療法ではない。原因となる食品を長期間回避した後に同食品を摂取しても発症しないことが稀にみられるが，これは治癒したのではなく、血中の IgE 濃度が低下したためで（血中半減期は3日），多くの場合において次回の摂取時には発症する。

　さらに小麦・卵・乳などの主要な食物が除去対象である場合は，これらを原材料とする加工食品も多く，食物除去が非常に困難であることに加え，これらに含まれる栄養素も摂取できないという不利益も生じる。また，本書で述べた抗アレルギー機能成分の摂取や n-6/n-3 比の改善も対症療法の範囲を超えないため，治療効果（脱感作）は期待できない。アレルギー発症回避の方法は，突き詰めれば，アレルゲンを避け続けるか，免疫寛容を誘導するかのどちらかしかないということになる。

└───┘

ラキドン酸由来のものと生理活性が異なり，特に TXA_3 や LTB_5 はアレルギー誘発活性が弱いとされている。すなわち，アレルギーの原因の1つにリノール酸などの n-6 系脂肪酸摂取過多がある場合は，摂取脂質中に占める α-リノレン酸や EPA，DHA などの n-3 系脂肪酸の割合を増やすことでアレルギー反応の緩和が可能となる。しかしながら，n-3 系脂肪酸は血小板凝集を抑制するため，摂取脂肪酸の極端な n-3 系への偏りや，血小板減少症や血小板機能異常症などによる出血傾向にある場合，ヘパリンやワーファリンなどの抗凝固薬を投与中などの n-3 系脂肪酸の過剰摂取は好ましくない。その摂取の目安は，1999 年に策定された「第6次改訂日本人の栄養所要量」では，n-6/n-3 比が4程度とされ，臨床現場や脂質関係学会などからは，アレルギー体質の改善や慢性疾患の予防目的も含めさらに低い値が推奨されている。他方，「日本人の食事摂取基準（2010 年版）」では，脂質の栄養・摂取量と疾病などの関連・生理機能について科学的根拠やエビデンスが重視された結果，n-6/n-3 比は設定されず，年代ごとの摂取の目安量と目標量（n-6 系は上限，n-3 系は下限）が設定されている。しかしながら，同基準でも炎症改善効果を視野に含め，n-6 系脂肪酸は抑制的に，n-3 系脂肪酸は十分量を摂取することが推奨されている。

（5）経口免疫寛容

　我々は，消化酵素による分解や腸管バリア機構などのように経口摂取したタンパク質がアレルゲンとならないための防御機構を有している。また，食物アレルギー抑制機構の代表的なものに経口免疫寛容がある（図4-8）。腸管免疫系に認識される十分な大きさを保ったタンパク質（抗原）

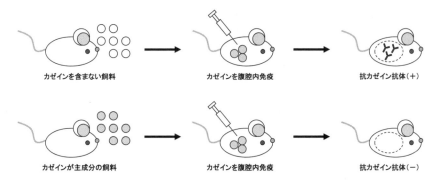

図 4-8　経口免疫寛容の実験例
カゼイン（乳タンパク質）を十分に含む飼料で飼育されたマウスは，経口免疫寛容が誘導されカゼインに対する免疫応答（抗体産生）が抑制される。
（上野川修一，『からだと免疫のしくみ』，日本実業出版社（1996）より引用・一部改変）

が体内に入ると，抗原提示細胞によりT細胞に提示され，不応答化や制御性T細胞の誘導，特異的T細胞のアポトーシスなどが起こり特定抗原に対する寛容状態をつくり出す。しかし，これには 4-1-3 に記したTh バランスが重要であり，Th2 優勢であるとアレルギー獲得や発症のリスクが高まる。寛容誘導の生体側の条件としては，Th バランスが大きく崩れていないことが必要である。これに加え，制御性T細胞が十分に発達していることが望ましい。

　タンパク質側の寛容誘導に必要な条件は，T細胞エピトープが保存さ

─コラム：花粉症緩和米─

　現在開発されている経口寛容誘導可能な食品の代表的なものに，スギ花粉症緩和米がある。スギ花粉には Cry j 1 と Cry j 2 の主要アレルゲンがある。この2つのアレルゲンを構成するそれぞれのアミノ酸配列のうち，マウスで寛容誘導に必要なT細胞エピトープペプチドをコードする遺伝子配列のみを選抜し，ダイズ由来の貯蔵タンパク質であるグリシニン遺伝子内に導入し，改変グリシニン遺伝子が作製された。この Cry j 1 および Cry j 2 由来T細胞エピトープペプチドを含む改変グリシニン遺伝子をイネ核ゲノムに導入した遺伝子組換えイネから得られた種子（緩和米）には，最大で1粒あたり約 $7\,\mu g$ の（種子タンパク質の 0.5%）の改変グリシニンが蓄積されていた。この緩和米をマウスに毎日 10 粒（200 mg），4週間経口摂取させた後に負荷試験を行った結果，普通の米を摂取したマウスに比べ，IgE 産生やアレルギー症状が緩和された。この改変グリシニンに対するT細胞の反応性は加熱処理後も保持され，"炊飯しても有効な食べるワクチン"として利用可能であり，ヒトでの1日の摂取量も1合程度と現実的である。すでにヒトにおいて有効なT細胞エピトープを導入したものも開発されており，食品安全性試験や臨床試験の結果が待たれる。

┌─ コラム：アレルギー治療の現状 ─────────────────────

　現在行われているアレルギー治療の主流は，対症療法の第2世代抗ヒスタミン剤やステロイド薬，レーザー治療（主に鼻閉解消）であるが，いずれもアレルギーそのものは治癒できない。根本的な治療を行う根治療法（原因療法）には「減感作療法」がある。非常に低濃度に希釈した微量のアレルゲンエキスを皮下に注射し，週1～2回ペースで徐々に濃度を上げていく。これを継続し，1～3年かけて治療を行う。しかし，治癒率は20～30%，有効率は～80%といわれ，必ずしも完治しないことや数十回の通院，注射による苦痛など患者への不利益が多く，改善策や新規の治療法が求められている。

　最近では，注射の代わりにアレルゲンエキスを滴下したパンを舌下に数分間保持する「舌下免疫療法」も行われている。これは，患者の通院や苦痛は軽減され，その効果は減感作療法と同程度とされている。研究レベルでは，経口免疫寛容法を主として，寛容原となる「花粉症緩和米」や酵素消化による低アレルゲン化小麦粉，メイラード反応を応用したタンパク質-多糖複合体形成による抗原性低減化アレルゲンなどが試みられている。

　さらに，経口免疫寛容法においては，プロバイオティクスの事前投与および併用による効果促進や抗アレルギー成分による予防効果などとの組み合わせによることでの効率化も試されている。

└──────────────────────────────────────

れていることである。T細胞エピトープはタンパク質を構成するポリペプチドの一部で，アミノ酸10～20残基からなる特定領域で各タンパク質に固有のものである。多くの研究において，T細胞エピトープのみで寛容を誘導できることが明らかになっている。実験的には，一度に多量のタンパク質を経口摂取した場合に寛容が起こりやすいが，多量の経口摂取は，すでにアレルギーである場合やアレルギーかどうか不明である場合，アナフィラキシーのリスクが高く危険である。T細胞エピトープのみの経口摂取は，B細胞エピトープとオーバーラップしていない限りは，低リスクで寛容誘導に必要な十分量の寛容原を患者に投与できる数少ない方法であり，アレルギー治療への応用が期待される。

4-3　がんと抗がん作用成分

4-3-1　がんとは

（1）がんの発生メカニズム

　がんの発生機序を簡単に述べると，遺伝子の突然変異，つまりDNAの損傷により正常に制御できなくなった1個の細胞が増殖し続け，正常な組織に浸潤してその組織（器官）のはたらきを失わせることである。ヒトの身体を構成する60兆個の細胞の一部は，一定の周期で分裂して

新しく生まれた細胞と入れ代わることで，生体としての恒常性が維持されている。細胞の分裂には必ず DNA の複製を伴うが，この際に生じたミスコピーが蓄積されることによって細胞ががん化する。なお，1 つの遺伝子が変異しただけで悪性度の高いがんが発生するわけではなく，段階的に複数のがん遺伝子やがん抑制遺伝子に変異が及ぶことで細胞本来の恒常性が維持できなくなり，ついにはがん化した細胞が増殖することになる（図 4-9）。

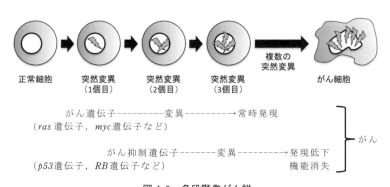

図 4-9　多段階発がん説

　がん遺伝子とは，変異が起こることにより，その機能が常に発現した（遺伝子発現のスイッチが壊れて常に ON）状態になってがん化を誘導するような遺伝子を指す。変異する前のその遺伝子をがん原遺伝子という。細胞増殖因子や，細胞分裂を促進あるいは細胞死を抑制するシグナル分子などの遺伝子ががん遺伝子となる。代表的なものには，細胞増殖に関与する *ras* 遺伝子や *myc* 遺伝子などがある。がん抑制遺伝子は，変異が起こってその機能が失われると（遺伝子発現のスイッチが壊れて常に OFF）がん化を誘導するような遺伝子を指す。細胞分裂の調節，損傷した DNA の修復，細胞死の誘導などの機能をもつ遺伝子ががん抑制遺伝子である。代表的なものには，アポトーシスを誘導する *p53* 遺伝子や細胞増殖を抑制する *RB* 遺伝子などがある。

　通常，動物の細胞は無秩序に分裂・増殖することはなく，そのほとんどは G_0 期にあって分裂しない。一部の細胞を除き，老化や何らかの理由で死滅あるいは欠損した場合に，新たに細胞が分裂して組織が補われる。細胞分裂は，細胞周期チェックポイント（図 4-10）とよばれる制御機構によって，DNA などに損傷のない正常な細胞が必要な数だけ分裂するように制御されている。がん細胞はこの秩序的な細胞分裂の支配をくぐり抜けて増殖し，がん組織として病巣を形成する。

（2）細胞周期のコントロールとがん

　メジャーな細胞周期チェックポイントとしては，G1/S，G2/M，M の 3 か所があげられる。チェックされるのは，① DNA の損傷，② DNA の複製，③ 染色体の分離であり，いずれも異常が検知されるとその原因が除去されるまで細胞周期を停止する。DNA 鎖のミスマッチやニック（2 本鎖 DNA の一方の鎖のみ，隣接する塩基間が切断された状態）は，細胞に備わった DNA 修復機構により正常な DNA 鎖に復元される。修復できないほど重度の損傷が発生した場合には，その細胞にアポトーシスが誘導され，異常な細胞が増殖することのないよう制御されている。

　チェックポイントでの細胞周期制御には，2 つのタンパク質がその中心的な役割を担っている。サイクリンと，タンパク質リン酸化酵素のひとつであるサイクリン依存性キナーゼ（CDK）がそれである。細胞内の各種タンパク質は必要なときだけリン酸化されてスイッチが ON となるものが多く，CDK はサイクリンと結合することでリン酸化活性を示すようになり，細胞周期の進行に必要なタンパク質をリン酸化してスイッチを入れていく。サイクリンや CDK はそれぞれ細胞内に複数の種類が存在し，G1/S チェックポイントではサイクリン D ＋ CDK4 およびサイクリン E ＋ CDK2 が作用するというように，各チェックポイントでは特定の種類と組み合わせのサイクリン-CDK 複合体が進行を制御している。

　がん遺伝子やがん抑制遺伝子は，この細胞周期制御に作用するものも多い。例えば，Myc タンパク質は G1/S チェックポイントを制御するサイクリン D や CDK2/4 をコードする遺伝子の発現を活性化する。つまり，変異による *myc* 遺伝子の過剰発現は秩序のない細胞周期進行を引き起こすことになる。一方，p53 タンパク質は G2/M チェックポイントを制御する CDK1 をコードする遺伝子の発現を抑制しており，*RB* 遺伝子産物の Rb はサイクリン遺伝子や CDK1 遺伝子，*myc* 遺伝子などの発現を抑制している。変異により *p53* 遺伝子や *RB* 遺伝子が不活化されると，細胞周期進行のブレーキ役がいなくなるため，細胞周期進行が活性化する（図 4-10）。

（3）エピジェネティクスと発がん

　一部のがん化のメカニズムとしてエピジェネティクス的な変異がある。これは DNA の塩基配列に変化はないものの遺伝子発現が変化し，それが分裂後の細胞にも受け継がれるような変化を指す。例えば，DNA を構成する塩基のメチル化異常は典型的なエピジェネティクス変化である。真核生物では，遺伝子の転写開始あるいは促進に必要なプロモーター

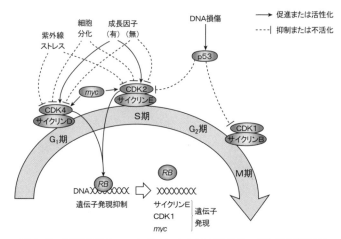

図 4-10　細胞周期チェックポイントとがん遺伝子・がん抑制遺伝子

領域に CG リッチな配列が含まれている。そのシトシンがメチル化されると，クロマチン構造が凝集し，プロモーター領域に転写因子が結合できなくなることで当該遺伝子の発現が抑制される。つまり，本来は活性化状態にあるがん抑制遺伝子がメチル化異常により不活化されると機能しなくなり，それががんの引き金を引くことになり得る。DNA メチル化は分裂後の細胞にも引き継がれるため，その細胞が増殖すれば同時にその異常も維持されていくことになる。

　その他にも，DNA を巻き付けて核内にコンパクトに収納するためのヒストンタンパク質に対するエピジェネティックな変化も認められている。ヒストンはメチル化だけでなく，アセチル化，リン酸化，ユビキチン化など様々な修飾を受けることでクロマチン構造に変化をもたらし，遺伝子の発現調節に寄与する。

（4）がん細胞の増殖と血管新生

　細胞ががん化するメカニズムは前述のとおりであるが，異常な細胞が1個存在するだけでは疾病としてがんにはならない。がん細胞が増殖し，がん組織に至るには，組織の拡大に伴った血管の新生が必須となる。血管は血液を介した酸素や栄養素などの供給路として非常に重要である。最終的に毛細血管に分枝し，組織中にくまなく分布することですべての細胞が壊死することなく，その生命を維持できる。毛細血管から効率的に酸素や栄養素を拡散できる範囲は数百 μm といわれており，がん組織といえども，新たな血管の誘導なくして増殖できない。

　がん細胞の増殖に伴って，組織中で低酸素状態が続くと，がん細胞内

では低酸素誘導因子（HIF：hypoxia inducible factor)-1α が誘導され，血管内皮増殖因子（VEGF）の転写が促進される。VEGF はその名のとおり血管内皮細胞に特異的にはたらき，増殖した内皮細胞が血管外マトリクスに遊走することで分枝した新たな血管が形成される。がん組織内に血液が供給されると，さらにがん細胞は増殖してがん組織が拡大するとともに，がん細胞が血流を介して他の器官・組織に転移する可能性も生じる。

なお，創傷治癒や子宮内膜の増殖など一部の生理現象においては正常組織でも血管新生が起こるが，基本的に健常な組織で血管新生は起こらず，このようなメカニズムによってがん細胞が組織化することは，がんの大きな特徴の 1 つとなっている。

（5）抗がん作用のメカニズム

がんの原因や発生機序は様々であり，それらの相互作用だけでなく，栄養状態や免疫力などもがんに対する抵抗性に大きな影響を与えている。一般に使用される抗がん剤の作用機序は以下のとおりである。

抗がん剤には，DNA 合成や複製を阻害する代謝拮抗剤やアルキル化剤，微小管のはたらきを阻害する薬剤など，細胞分裂を阻害するものが多い。つまり，細胞分裂のメカニズムをターゲットとし，増殖中のがん細胞を攻撃するものである。そのため，常時分裂しているような骨髄細胞や消化管上皮細胞などに影響を及ぼす恐れがある。そこで，よりがん細胞に特異的な，そして，正常細胞に悪影響を及ぼさない抗がん剤として，分子標的薬が利用され始めている。これは，VEGF のようながん細胞の増殖に関与する分子のモノクローナル抗体や阻害物質を抗がん剤として活用しようという試みである。

4-3-2　食品中の抗がん作用成分

現在，様々な食品および食品中成分において，培養細胞を用いた *in vitro* 試験や実験動物を用いた *in vivo* 試験などにより，抗がん作用が多く報告されている。一部ではヒトでの臨床試験も行われ，その有用性に関する情報も蓄積されつつあるが，食品中の成分のみでがんの治療および予防に確実に有効であると科学的に証明されたものは，ほぼ無いに等しい。ここでは，ヒトでの臨床試験報告もあり，比較的研究が進んでいる食品中の抗がん作用成分について，その素材としての特徴を述べる。

（1）AHCC

AHCC（active hexose correlated compound）とは，活性化糖類関連化合物を指す。AHCC は，シイタケ属の担子菌（*Lentinula edodes*）の菌糸に由来する。シイタケは，胞子形成菌糸やそれを補助する菌糸によって形成された子実体とよばれるもので，AHCC はその本体である菌糸の液体培養抽出物である。AHCC はある特定の物質を指すわけではなく，担子菌の成分と担子菌が生産する酵素が反応して得られた物質の総称であり，多糖類がその主成分となっている。一般にキノコ類の機能性成分としては β-1,3-グルカンが知られているが，製品としての AHCC にはアセチル化された α-1,4-グルカンが多量に含まれているのが特徴である。アセチル化 α-1,4-グルカンは担子菌の菌糸培養のみでは産生されず，長期培養中に担子菌が分泌する酵素の代謝産物として産生される。AHCC の約 74% が多糖類であり，さらにその内の約 20% が α-1,4-グルカンである。アセチル化 α-1,4-グルカンの平均分子量は 5 kDa で，10 k〜500 kDa の β-1,3-グルカンよりも低分子量である。

AHCC のヒトでの臨床試験は肝細胞がんを中心に行われており，約 10 年間にわたって 113 名の外科的切除後の患者に AHCC を摂取させ，再発率と生存率を非摂取患者 156 名と比較した研究成果がある。この試験はランダム化比較試験を行っていないが，長期にわたる多数の症例研究であり，同時に AHCC の安全性を確立したことも併せて貴重な報告である。

肝がんでは，誘導型一酸化窒素合成酵素（iNOS：inducible nitric oxide synthase）によって産生される感染防御などに重要な役割を果たす一酸化窒素（NO）が必要以上に産生され，肝組織が傷害を受けるが，AHCC はこの NO 産生を抑制する。肝臓で NO を産生する iNOS 遺伝子が発現する際には，センス鎖だけでなくアンチセンス鎖も転写される。アンチセンス RNA は翻訳されないが，iNOS mRNA と結合して安定化にはたらき，その結果として NO 産生量が増加する。AHCC はこのアンチセンス RNA と iNOS mRNA の結合を抑制するので，iNOS mRNA が不安定となり，分解が促される（図 4-11）。

β-1,3 β-1,6

β-1,3-グルカン

α-1,4-グルカン

R:CH₃CO（アセチル基）

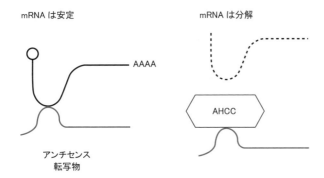

図 4-11　アンチセンス RNA による mRNA の安定化と AHCC

　健常者での試験で，AHCC 投与により樹状細胞が有意に増加している。樹状細胞は体内に侵入する異物を認識し，抗原提示細胞として抗原タイプにふさわしい免疫応答を誘導する。がん細胞に対する免疫応答として，正常細胞にはなく，がん細胞にのみ発現している抗原を樹状細胞が認識し，ナイーブヘルパー T 細胞の Th1 細胞への分化を促進する。Th1 細胞が細胞性免疫を活性化した結果，誘導された細胞傷害性 T 細胞によりがん細胞を抑制しようとする。ある種のがん患者では樹状細胞の減少が認められており，AHCC はこの機構により抗がん作用を示している。

　その他にも，AHCC には NK 細胞の活性化作用などの報告もあり，これらの免疫調節作用が複合的にはたらくことで，抗がん作用を示していると推察される。

(2) プロバイオティクス

　プロバイオティクスの定義は時代とともに変化してきたが，Salminen ら（1998 年）によって「宿主に保健効果を示す生きた微生物を含む食品」と定義された。プロバイオティクスの効果は，プロバイオティクスと腸内細菌間，あるいはプロバイオティクスを介した腸内細菌と宿主の間でのクロストークによって引き起こされ，腸内環境の改善や，抗アレルギー効果や感染防御といった免疫系の調節機能が数多く報告されている。

　プロバイオティクスが示す抗がん作用としては，免疫能の向上あるいは調節による手術や抗がん剤治療後の感染症予防や再発予防，または整腸作用による下痢症の軽減などがヒトでの臨床試験により証明されている。抗がん剤治療は，それ単独，あるいは外科手術や放射線治療と組み合わせて利用されるが，正常細胞に対する副作用もある。特に，骨髄抑制による白血球減少と血小板減少がもたらす免疫能の低下（易感染性）と出血傾向は，治療を続けていく上で問題となる。ここで用いられるプ

ロバイオティクスには，乳酸菌である *Lactobacillus* 属，*Enterococcus faecalis* やビフィズス菌の他に，*Clostridium butyricum* といった菌種も含まれる。以下，プロバイオティクスの免疫機能強化・調節作用の実例を述べる。

膀胱がんの抗がん剤治療において，*Lactobacilus casei* の経口摂取を1年間続けたところ，3年後の生存率が14.7%上昇した。また，*C. butyricum* や *E. faecalis* など数種のプロバイオティクスを膵臓がん摘出手術前の2週間にわたって摂取した例では，術後の感染症発症率が30%も低下したと報告されている。これらはいずれも数十人から数百人規模を対象としたランダム化比較試験を行っており，信頼性も担保されている。

一方，抗がん剤による腸粘膜細胞の障害や免疫能低下による腸内細菌叢の変化，骨盤や腹部への放射線治療などの様々な要因で，がん患者に下痢が発症する。プロバイオティクスの下痢症軽減効果は，抗がん作用そのものではないが，がん治療中の患者のQOL（生活の質：quality of life）向上に役立つだけでなく，重篤な脱水や電解質異常，栄養吸収阻害など治療の継続が困難になるような状態を軽減する。そのメカニズムとしては，マクロファージの活性化やヘルパーT細胞のサブクラス（Th1やTh17）の制御による免疫能の調節や，NOやサイトカイン産生，腸管粘膜でのIgA分泌の促進により下痢原因菌の増殖を抑制する。他に，プロバイオティクスが代謝物として生成する酢酸，乳酸，酪酸などの短鎖脂肪酸も腸管の蠕動運動や粘液分泌を亢進させ，宿主消化管のバリア保護効果を示す。粘液分泌亢進については，プロバイオティクスの直接

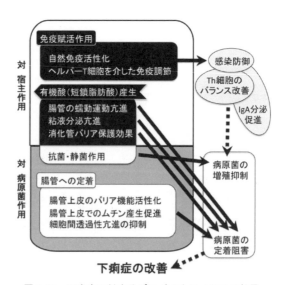

図 4-12　下痢症に対するプロバイオティクスの効果

効果も存在する。

　Lactobacillus rhamnosus GG や *Lacobacillus plantrum* 299v は腸管上皮細胞を刺激することで，粘液の成分の1つであるムチンのうち，分泌型の*Muc2*遺伝子，上皮細胞膜結合型の*Muc3*遺伝子の発現を促進し，粘液中のムチンが増加する。同じく *L. rhamnosus* GG の代謝物には消化管上皮細胞間のタイト結合を維持する作用があり，上皮細胞間の透過性亢進を抑制することで下痢の発症を抑制する（図4-12）。これらの下痢症予防効果はプロバイオティクス1菌株につき1つの効果ではなく，1菌株が複数の作用機序を有することもあり，各々が相乗的に機能することによって，より効果的な下痢症予防効果を発揮しているものと考えられる。実際，*L. rhamnosus* GG を大腸がん患者の抗がん剤治療と並行して6か月にわたり経口投与することで，重度の下痢発症率が15％低下した。子宮頸部のがん患者を対象とした臨床試験では，プロバイオティクスとして *Lactobacillus acidophilus* と *Bifidobacterium bifidum* の2菌株を同時に使用し，重度の下痢発症率が36％減少した。

　近年，現代西洋医学により科学的未検証および臨床未応用の医療を研究する補完代替医療という分野が急速に発展しており，健康食品の有効成分の同定や作用機序の解明，ヒトでの臨床試験が行われる素地ができつつある。一方で注意しなくてはならないのは，同じ素材を使用した食品（健康食品を含む）であっても，製造方法やメーカーの違いによって有効成分量が異なったり，不純物に由来する有害作用が見受けられるなど，いくつか問題点が明るみに出ている。今後，様々な食品素材において，信頼性の高い臨床試験が行われるとともに，作用メカニズムに関する研究が進展することが期待される。

4-4　抗菌成分

4-4-1　食品と抗菌物質

　食品の保存性向上には，腐敗の原因となる微生物の増殖を抑えることが重要である。腐敗とは，細菌や真菌，酵母などの微生物によって有機物が代謝され，有害なものや不快な匂いができることを指す。特にタンパク質など窒素を含む有機物が分解されるとアミン，アンモニア，メルカプタン，インドールやスカトールなどが産生され，腐敗臭の原因となる。我々は食品の保存性を高めるために，古来より様々な工夫を凝らしてきた。塩蔵，糖蔵，乾燥，燻製などは古くからある食品の保存性を高める方法である。いずれも食品の水分活性低下による微生物繁殖の抑制

word　水分活性

　水分活性は食品の保存性を示す指標として利用されており，「水分活性」＝「食品中の自由水の割合」である。食品中に含まれる水には自由水と結合水があり，腐敗の原因となる微生物が代謝や生育に利用できるのは自由水のみなので，自由水の含量が少ないほど微生物が増殖できず，保存性が高まる。

　この2種類の水は何が異なるのか？　結合水とは，自由水に対する言葉で，水溶液，ゲル，結晶，生体組織，土壌などの水を含む系において，それらの成分に結合した水分子のことで，微生物が容易に利用できない。一方，自由水はこのように結合した水ではないので，食品成分の分子間を自由に移動でき，微生物などが利用できる。

がその主要なメカニズムとなっており，食品中の自由水を物理的に奪い，微生物の生育に不適な環境をつくる原理である。

　一方，チーズ，ヨーグルト，漬物などの微生物による発酵を利用した食品は，微生物が作り出す有機酸，抗菌活性を示すペプチドやタンパク質などの抗菌物質によって望まない微生物の増殖を抑制することで，食品として腐敗したりすることなく発酵過程を経て製造される。このような食品製造過程で用いられる有用微生物や動植物由来の食品原料に由来し，抗菌作用をもちながらもヒトや環境に対して安全性の高い物質を利用して食品の保存性を高める方法をバイオプリザベーションという。

　抗菌とは，滅菌のように微生物を完全に除去，または消毒のように影響のない程度まで除去するということではなく，微生物の増殖を程度は問わずに阻止することである。食品に含まれる抗菌物質の役割は，病原微生物に対する感染防御というよりも，食品中の腐敗菌の増殖を抑制して保存性を高めたり，食中毒の原因となるような病原微生物の増殖を防ぐ意味合いが大きい。

　このように，我々は日頃から食品成分のもつ抗菌作用を上手く利用し，保存性を高めるだけでなく，食品そのものの価値を維持する工夫を凝らしてきた。

4-4-2　抗菌作用をもつ食品中成分とその作用機序

　食品に含まれる抗菌物質は，① 食品原料そのものに含まれて抗菌作用を発揮する，② 食品加工中に微生物によって産生される，③ 精製または抽出された食品由来の有効成分を添加する，あるいは ④ 食品に由来しない有効成分を添加する，といったように作用機序や有効濃度を加味した上で，様々な方法で利用されている。以下，明確な抗菌作用が報告され，食品の保存料や日持ち向上剤として使用されている代表的な抗菌物質について述べる。

（1）ラクトフェリン

　ラクトフェリンは，"牛乳中で発見された鉄結合能をもつタンパク質"ということから命名された。ラクトフェリンは多機能性のタンパク質と認識されており，抗菌作用のほかにも細胞増殖促進作用，インターロイキン IL-1 および IL-2，腫瘍壊死因子 TNF-α の放出抑制や IL-8 の放出促進を介した免疫系や炎症系の調節機能などの多様な生理活性を示す。牛乳中の含有量は約 0.2 g/kg 程度であるが，ヒトの初乳で 6 〜 8 g/kg，ヒトの常乳で 2 g/kg と格段に多いのは興味深い。

---コラム：“抗菌○○”とは，どういう意味なのか？---

抗菌繊維や抗菌プラスチックなどを使用した身の回りにある製品（抗菌靴下，抗菌電卓など）の抗菌性を謳った生活用品が誕生してきた。携帯電話の表面を調べると，所持されている約6割から何らかの細菌が検出され，その中には黄色ブドウ球菌なども含まれるという報告がある。このような環境中の細菌が即座に感染症に結びつくわけではないが，細菌増殖の抑制による消臭目的を含め，肌着や靴下などの衣料品，台所用品，バス・トイレ用品，文具など，我々の日常生活に抗菌を謳った商品が増えてきた。また，病院など医療機関でも，抗菌繊維を用いた白衣や寝具などを感染防御の一助として用いることがある。

鮮度を保って短時間に消費されたり，冷蔵など微生物が増殖しにくい環境に置かれる食品とは異なり，上述の製品は長期間にわたって使用され，日常的に空気中の浮遊微生物の曝露を繰り返し受けるので，一旦，付着した微生物を除去すれば良いというわけではない。つまり，ある一定期間にわたって抗菌作用が発揮され，洗濯や洗浄などにも耐えるような抗菌メカニズムが必要となる。では，どのような抗菌作用なのだろうか。

衣類などの繊維製品では，綿などの天然繊維とポリエステルやレーヨンなどの合成繊維で抗菌加工の方法が異なる。天然繊維では後処理的に抗菌物質を繊維表面に固定化する方法がとられ，これは合成繊維でも可能である。一方，合成繊維では原料中に抗菌物質を混和し，練り込んだ状態で繊維にするといった方法も可能である。練り込み法では繊維そのものに抗菌物質が含まれているため，洗濯に対する耐久性が高いとされているが，近年では後処理法でも繊維への固定剤が工夫され，耐久性も高くなっている。プラスチックなどの樹脂でも，その原料中に抗菌物質を練り込んで成形する方法と，成形後の商品表面を抗菌性塗膜で覆う方法がある。

使用される抗菌物質としては，第4級アンモニウム塩などの有機系と，銀，銅，亜鉛などの金属を中心とする無機系に大別される。樹脂に練り込む場合は，その成形過程で高温にさらされるため，高温で分解する有機系は不向きであり，無機系の抗菌物質が適している。第4級アンモニウム塩は消毒薬としても使用される成分であり，正電荷の第4級アンモニウム分子が，細菌細胞膜の負電荷部と結合して細胞膜を破壊することにより抗菌活性を示す。繊維の抗菌剤としては，有機シリコン第4級アンモニウム塩がよく使用されており，有機シリコンのトリメトキシシリル基と繊維のヒドロキシ基が反応して共有結合により結合する。

一方，無機触媒としては銀が多用されており，細菌に取り込まれた銀イオンが呼吸鎖の酵素など重要なタンパク質に結合し，不活化することによって抗菌活性を示す。

ラクトフェリンの抗菌メカニズムは，鉄を補足する能力によって発揮される。鉄を結合するタンパク質には，血中のトランスフェリン，卵白に含まれるオボトランスフェリンなどがあるが，ラクトフェリンはこれらより鉄結合能が高いのが特徴である。多くの細菌は，エネルギー代謝など生命の維持に重要なはたらきをするタンパク質に鉄を必要とするものが多く，鉄が枯渇すると増殖できない。ラクトフェリンは1分子で2つの鉄イオンを結合でき，環境中から鉄イオンを奪うことで細菌の増殖

を抑制し，抗菌活性を示す。初乳に多く含まれることからラクトフェリンは新生児の感染防御に重要であると考えられているが，腸内細菌の乳酸菌（*Lactobacillus* 属など）やビフィズス菌（*Bifidobacterium* 属）は鉄要求性が低いことから，ラクトフェリン摂取がこれら細菌の生育を抑制してはいないと考えられる。

　また，摂取されたラクトフェリンが胃でペプシンによって分解された場合には，ラクトフェリシンとよばれるペプチドが生成される。生後1～2か月の乳児ではペプシンの分泌が少ないため，分解されないラクトフェリンが腸まで届いて抗菌作用を発揮する。乳児の消化酵素が発達後は，ほぼすべてが分解されるが，ラクトフェリシンとして抗菌作用を示す。ラクトフェリシンは鉄イオンを結合する部位を失っているが，異なるメカニズムにより細菌に対してラクトフェリンの数百倍もの抗菌活性を示す。ラクトフェリシンは，大腸菌などのグラム陰性菌では内毒素のリポポリサッカライド（LPS）に，黄色ブドウ球菌のようなグラム陽性菌ではリポテイコ酸といった細胞壁の構成成分に付着して，その内側にある細菌の細胞膜を傷害することで抗菌活性を示す。ラクトフェリン同様，ラクトフェリシンもビフィズス菌などに対して抗菌作用は示さない。

　実用面では，チーズホエーから大量調製されたラクトフェリンが，育児用調製粉乳やヨーグルトなどの食品に感染防御の観点から添加されているほか，サプリメントとしても使用されている。これは，産業廃棄物として廃棄されるホエーが有効活用される一例である。

(2) 卵白由来タンパク質

　通常，産卵直後の鶏卵は無菌である。しかし，卵殻には気孔とよばれる微細な穴が胚の呼吸のために開口しており，ここから細菌などの感染を受ける可能性がある。鶏の胚発生は卵内で21日ほどかけて行われ，孵化する。この間，常に保温され，養分も豊富に含まれるため，卵内は細菌の増殖にとって非常に好都合である。そこで，卵のもつ感染防御策として，産卵時に卵殻表面を粘液でコーティングし，クチクラ層を形成することで細菌の侵入を抑制したり，仮に侵入したとしても卵白に含まれる抗菌作用をもつリゾチームなどのタンパク質により細菌の増殖を抑制する仕組みが備わっている。有精卵と無精卵で，保存性の違いを100日目まで比較した結果，有意な差はなく，産卵直後の各種成分にも差はないことから，両者ともに抗菌メカニズムがよく機能している。

1）オボトランスフェリン

オボトランスフェリンは，血中の鉄結合タンパク質トランスフェリンとアミノ酸配列や構造が類似しており，同様に鉄結合能を示す。抗菌メカニズムとしては，ラクトフェリンと同様に，環境中から遊離の鉄をトラップ（捕捉）することで細菌の増殖を抑制することによる。また，オボトランスフェリンがタンパク質分解酵素により分解されると抗菌活性をもつペプチドが生成される。このペプチドは，ヘリックス構造やシート構造にジスルフィド結合した立体構造をもち，抗菌性ペプチドの一種であるディフェンシンと類似している。

2）リゾチーム

リゾチームは卵白タンパク質の3.5%を占め，細菌の細胞壁を構成しているペプチドグリカンのアミノ糖，N-アセチルムラミン酸とN-アセチルグルコサミン間のβ-1,4結合を加水分解する酵素である。この作用により細胞壁を分解し，細胞を融解させて死滅させる。グラム陽性菌に対する溶菌効果は高いが，グラム陰性菌はペプチドグリカン層のさらに外側にリポポリサッカライド（LPS）を含む外膜が存在するため，容易に分解されないものもある。リゾチームは，日持ち向上剤として食品に利用されているほか，感冒薬や鼻炎薬など医薬品にも用いられている。

（3）プロタミン

プロタミンは，様々な動物の精子の核に存在する強塩基性のペプチドで，ヒストンに代わってDNAを核内に収納する機能がある。特に魚類のプロタミンは6〜7割がアルギニンで構成されており，ニジマスのプロタミンのアミノ酸配列（MPRRRRASRRVRRRRRPRVSRRRRRGGRRRR）はアルギニン（R）が数個ずつ連続する特徴的な配列をもつ。このペプチドを構成するアミノ酸のうち，アルギニンのみが塩基性アミノ酸で，他は中性アミノ酸であり，正に荷電したアルギニンと負に荷電したDNAのリン酸がイオン結合することで両者が結合している。多くの細菌の表面は負に荷電しているので，同様にプロタミンが結合し，細胞膜におけるプロリンやロイシンなどのアミノ酸輸送を阻害する。その結果，それらのアミノ酸欠乏によりタンパク質合成が抑制され，代謝に必要なタンパク質の欠乏により細菌内のATPも枯渇するので，増殖が抑制される。

食品保存料として使用されているプロタミンは，主にサケやニシンなどの魚類の白子（精巣）から抽出されており，食品の原材料欄には「し

らこたん白」,「しらこ分解物」などと表記されている。白子の食習慣の歴史は長いことから,安全な保存料(添加物)として様々な食品に利用されている。

また,L-リジンが30個ほど直鎖状に結合したポリリジンも保存料として使用されている。リジンもアルギニンと同じ塩基性アミノ酸で,同様の抗菌メカニズムを有している。*Streptomyces albulus*(放線菌)はポリリジンを合成するので,人工的に培養した培養液から抽出,精製されている。

(4) バクテリオシン

バクテリオシンは,細菌が産生する抗菌活性をもつ分泌型のタンパク質やペプチドの総称であり,種々のバクテリオシン産生菌は大腸菌(グラム陰性菌)から乳酸菌(グラム陽性菌)まで幅広く知られている。バクテリオシンは,その特徴によりクラス分けされており,クラスI:ランチオニンを含むペプチド,クラスII:ランチオニンを含まない耐熱性ペプチド,クラスIII:熱感受性タンパク質となっている。バクテリオシンの抗菌スペクトルは同属(genus)・同種(species)および近縁種などに限られてそれ程広くないのが一般的であるが,一部には同門(phylum)の細菌にまで幅広く作用するバクテリオシンが存在する。その一例が,*Lactococcus lactis* subsp. *lactis* が産生するナイシン(Nisin)であり,ほぼグラム陽性菌全般に抗菌活性を示し,黄色ブドウ球菌やリステリア菌,ボツリヌス菌など多くの食中毒原因菌に作用する。*L. lactis*はチーズや発酵バターなどの乳製品生産に欠かすことのできない乳酸菌なので,発酵食品として摂取されてきた歴史も長く,その産生物であるナイシンもヒトの消化液中のタンパク質分解酵素で分解されることから,安全性は高いと考えられている。ナイシンは世界50か国以上で単独での食品への添加が認められており,日本でも2009年に食品添加物として認可され,保存料として使用され始めている。表4-5のとおり,他の乳酸菌も様々なバクテリオシン産生能を有し,これらの乳酸菌を用いた発酵食品の保存性向上に寄与している可能性が考えられる。しかし,物質としてのバクテリオシンのうち食品添加物として認められているものはナイシン以外にはなく,他のバクテリオシンについては,安全性などに関してさらなる研究や認可へのはたらきかけが必要である。

表 4-5　乳酸菌が産生する代表的なバクテリオシン

バクテリオシン名	クラス	産生菌
Nisin A	I	*Lactococcus lactis* subsp. *lactis*
Lacticin 481	I	*Lactococcus lactis* subsp. *lactis*
Brevicin 37	II	*Lactobacillus brevis*
Pediocin PA-1	II	*Pediococcus acidilactici*
Gassericin A	II	*Lactobacillus gasseri*
Lactococcin A	II	*Lactococcus lactis* subsp. *cremoris*
Helveticin J	III	*Lactobacilus helveticus*

　ナイシンは 34 アミノ酸からなるペプチドであるが，そのペプチドの一部に，異常アミノ酸とよばれる通常タンパク質を構成しない特殊なアミノ酸が含まれている。この異常アミノ酸は 2 つのシステインが硫黄を介して結合したランチオニンであり，ペプチド鎖に組込まれると環状構造を形成する。この抗菌メカニズムはプロタミンやポリリシンに類似しており，正電荷のナイシンが負に荷電した細菌表面に付着し，細胞膜の透過性を変化させることで，ほかの細菌の ATP の漏出などを引き起こすことによる。バクテリオシンの場合には，その産生菌は自身の作り出したバクテリオシンに対しては，自身が死なないようなしくみ（抗菌防御能）をもっている。

（5）亜硝酸

　亜硝酸（HNO_2）は不安定で分解しやすいため，食品には亜硝酸塩（亜硝酸ナトリウム：$NaNO_2$）として添加される。代表的な使用例としては，ハム，ソーセージなどの食肉加工品があげられ，塩漬とよばれる製造過程で，発色促進や食中毒原因菌の 1 つである嫌気性のボツリヌス菌の増殖抑制を目的として添加されている。亜硝酸塩はボツリヌス菌などがもつ鉄硫黄タンパク質フェレドキシンと反応し，鉄-NO 複合体を形成して鉄を奪う。フェレドキシンは電子供与体として様々な代謝反応に関与しており，フェレドキシンの失活により細菌は生命の維持が困難となるのが抗菌メカニズムである。

　一方，亜硝酸はほかの細菌と同様，腸管出血性大腸菌 O157:H7 にも抗菌作用を示す。O157 には多くの抗菌薬が有効であるが，死滅する際に菌体内で産生，蓄積したベロ毒素を大量に放出し，それが溶血性尿毒症症候群を引き起こし，症状が重篤化する。興味深いことに，亜硝酸はO157 の増殖抑制だけでなく，同時にベロ毒素の産生抑制にもはたらくことが編者らの研究により発見された。電子スピン共鳴法によってO157 菌体中の NO＋鉄硫黄タンパク質複合体と鉄硫黄タンパク質を検

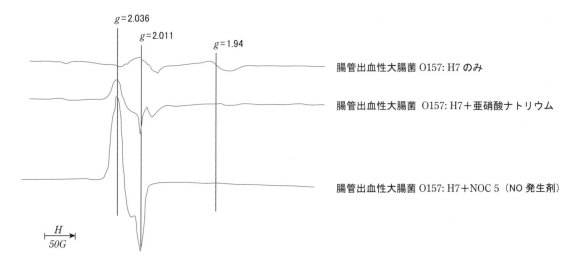

図 4-13　亜硝酸で処理した時に現れる腸管出血性大腸菌 O157: H7 の核磁気共鳴(EPR)スペクトル
亜硝酸由来の一酸化窒素（NO）と O157 細胞中に含まれる Fe が反応して Fe-NO 複合体が形成すると，$g=2.036$ と $g=2.011$ に特徴的な EPR シグナルが現れる。

出すると，図 4-13 のように亜硝酸ナトリウムで処理された O157 からは鉄硫黄タンパク質に由来する $g=1.94$ のシグナルが消失し，NO＋鉄硫黄タンパク質複合体に由来する $g=2.036$ シグナルが新たに出現した。また，O157 と反応させる亜硝酸ナトリウムの濃度依存的に菌体内で産生される ATP 量が低下した。つまり，O157 でも各種鉄硫黄タンパク質の機能喪失により呼吸や ATP 産生などの代謝系が抑制され，エネルギーの枯渇によってベロ毒素の産生が抑制され，ついには死滅するものと考えられる。このように，亜硝酸は添加物として問題視される一方，新たな利用価値が提唱されている。

参考図書
■ 4-1　免疫と免疫機能活性化・調節成分

1) 扇元敬司，『わかりやすいアレルギー・免疫学講義』，講談社サイエンティフィク（2007）.
2) 上野川　修一　編，『食品とからだ─免疫・アレルギーのしくみ』，朝倉書店（2005）.
3) 上野川修一　監訳，『免疫学キーノート』，丸善出版（2001）.
4) 上野川修一，『からだと免疫のしくみ』，日本実業出版社（1996）.
5) 佐藤浩二郎，化学と生物，**46**，5，310-315（2008）.

6) 斎藤博久, 化学と生物, **47**, 3, 150-152 (2009).

7) Noverr MC, Huffnagle GB, *Clin. & Exp. Allergy*, **35**, 1511-1520 (2005).

8) 斎藤博久, 化学と生物, **48**, 5, 326-330 (2010).

9) 呉艶玲・山崎暁子・毛暁全・白川太郎, 科学と生物, **44**, 1, 21-26 (2006).

10) 名倉泰三, 化学と生物, **48**, 4, 234-236 (2010).

11) Orihara *et al., World Allergy Organ Journal*, **1**, 9-14 (2008).

■ 4-2　アレルギーと抗アレルギー作用成分

1) 小安重夫　編, 『免疫学最新イラストレイテッド』, 羊土社 (2003).

2) 烏山　一　編, 『免疫学イラストマップ』, 羊土社 (2004).

3) 上野川修一　監訳, 『免疫学キーノート』, シュプリンガー・フェアラーク東京 (2001).

4) 奥山治美・小林哲幸・浜崎智仁　編, 『油脂（あぶら）とアレルギー』, 学会センター関西 (1999).

5) 上野川修一, 『からだと免疫のしくみ』, 日本実業出版社 (1996).

6) 渡辺純・田辺創一, 化学と生物, **45**, 3, 168-176 (2007).

7) 大島慶子・後飯塚僚, アレルギー科, **17**, 3, 214-219 (2004).

8) 立花宏文, 化学と生物, **44**, 7, 432-433 (2006).

9) 山本（前田）万理・立花宏文・佐野満昭, 化学と生物, **46**, 3, 214-216 (2008).

10) 高岩文雄・高木英典, 化学と生物, **44**, 5, 282-284 (2006).

■ 4-3　がんと抗がん作用成分

1) Fearon ER, Vogelstein B. A genetic model for colorectal tumorigenesis. *Cell*, **61**, 759-767 (1990).

2) Knudson AG. Chasing the cancer demon. *Annu. Rev. Genet.*, **34**, 1-19. (2000).

3) Lane DP. Cancer, p53, guardian of the genome. *Nature*, **358**, 15-16. (1992).

4) Hartwell, L.H., Weinert, T.A. Checkpoints: controls that ensure the order of cell cycle events. *Science*, **246**, 629-634 (1989).

5) Redon C, Pilch D, Rogakou E, Sedelnikova O, Newrock K, Bonner W. Histone H2A variants H2AX and H2AZ. *Curr. Opin. Genet. Dev.*, **12**, 162-169 (2002).

6) Vaupel P, Kallinowski F, Okunieff P. Blood flow, oxygen and nutrient supply, and metabolic microenvironment of human tumors. *Cancer Res.*, **49**, 6449-6465 (1989).

7) Kondo S, Asano M, Suzuki H. Significance of vascular endothelial growth factor / vascular permeability factor for solid tumor growth, and its inhibition by the

antibody. *Biochem. Biophys. Res. Commun.*, **194**, 1234-1241 (1993).

8) Semenza GL. Targeting HIF-1 for cancer therapy. *Nat. Rev. Cancer*, **3**, 721-732 (2003).

9) Jones PA, Baylin SB. The epigenomics of cancer. *Cell*, **28**, 683-692 (2007).

10) Yamashita S, Tsujino Y, Moriguchi K, Tatematsu M, Ushijima T. Chemical genomic screening for methylation-silenced genes in gastric cancer cell lines using 5-aza-2'-deoxycytidine treatment and oligonucleotide microarray. *Cancer Sci.*, **97**, 64-71 (2006).

11) Esteller M. Cancer epigenomics: DNA methylomes and histone-modification maps. *Nat. Rev. Genet*, **85**, 286-298 (2007).

12) Cowawintaweewat S, Manoromana S, Sriplung H, Khuhaprema T, Tongtawe P, Tapchaisri P, Chaicumpa W. Prognostic improvement of patients with advanced liver cancer after active hexose correlated compound (AHCC) treatment. *Asian Pac. J. Allergy Immunol.*, **24**, 33-45 (2006).

13) Terakawa N, Matsui Y, Satoi S, Yanagimoto H, Takahashi K, Yamamoto T, Yamao J, Takai S, Kwon AH, Kamiyama Y. Immunological effect of active hexose correlated compound (AHCC) in healthy volunteers: a double-blind, placebo-controlled trial. *Nutr. Cancer*, **60**, 643-651 (2008).

14) Matsui K, Kawaguchi Y, Ozaki T, Tokuhara K, Tanaka H, Kaibori M, Matsui Y, Kamiyama Y, Wakame K, Miura T, Nishizawa M, Okumura T. Effect of active hexose correlated compound on the production of nitric oxide in hepatocytes. *JPEN J. Parenter Enteral. Nutr.*, **31**, 373-380 (2007).

15) Matsui K, Nishizawa M, Ozaki T, Kimura T, Hashimoto I, Yamada M, Kaibori M, Kamiyama Y, Ito S, Okumura T. Natural antisense transcript stabilizes inducible nitric oxide synthase messenger RNA in rat hepatocytes. *Hepatology*, **47**, 686-697 (2008).

16) Aso Y, Akaza H, Kotake T, Tsukamoto T, Imai K, Naito S. Preventive effect of a Lactobacillus casei preparation on the recurrence of superficial bladder cancer in a double-blind trial. *Eur. Urol.*, **27**, 104-9 (1995).

17) 鈴木武人 , 田辺創一 , 森田英利 . 抗菌薬関連下痢症に対するプロバイオ ティクス効果のエビデンスは？. 薬局 , 62（3）, 79-86（2011）.

18) Osterlund P, Ruotsalainen T, Korpela R, Saxelin M, Ollus A, Valta P, Kouri M, Elomaa I, Joensuu H. Lactobacillus supplementation for diarrhoea related to chemotherapy of colorectal cancer: a randomised study. *Br. J. Cancer.*, **97**, 1028-34 (2007).

19）Nomura T, Tsuchiya Y, Nashimoto A, Yabusaki H, Takii Y, Nakagawa S, Sato N, Kanbayashi C, Tanaka O. Probiotics reduce infectious complications after pancreaticoduodenectomy. *Hepatogastroenterology*, **54**, 661-663（2007）.

20）Chitapanarux I, Chitapanarux T, Traisathit P, Kudumpee S, Tharavichitkul E, Lorvidhaya V. Randomized controlled trial of live lactobacillus acidophilus plus bifidobacterium bifidum in prophylaxis of diarrhea during radiotherapy in cervical cancer patients. *Radiat. Oncol.*, **5**, 31（2010）.

■ 4-4　抗菌成分

1）Akinyemi KO, Atapu AD, Adetona OO, Coker AO. The potential role of mobile phones in the spread of bacterial infections. *J. Infect. Dev. Ctries.*, **3**, 628-632 （2009）.

2）Appelmelk BJ, An YQ, Geerts M, Thijs BG, de Boer HA, MacLaren DM, de Graaff J, Nuijens JH. Lactoferrin is a lipid A-binding protein. *Infect. Immun.*, **62**, 2628-2632（1994）.

3）Aspedon A, Groisman EA. The antibacterial action of protamine: evidence for disruption of cytoplasmic membrane energization in *Salmonella typhimurium*. *Microbiology.*, **142**, 3389-3397（1996）.

4）Hammami R, Fernandez B, Lacroix C, Fliss I. Anti-infective properties of bacteriocins: an update. *Cell. Mol. Life Sci.*, **70**, 2947-2967（2013）.

5）Joerger MC, Klaenhammer TR. Cloning, expression, and nucleotide sequence of the *Lactobacillus helveticus* 481 gene encoding the bacteriocin helveticin J. *J. Bacteriol.*, **172**, 6339-6347（1990）.

6）Nishie M, Nagao J, Sonomoto K. Antibacterial peptides "bacteriocins": an overview of their diverse characteristics and applications. *Biocontrol. Sci.*, **17**, 1-16（2012）.

7）Parente E, Ricciardi A. Production, recovery and purification of bacteriocins from lactic acid bacteria. *Appl. Microbiol. Biotechnol.*, **52**, 628-638（1999）.

8）Tanabe H, Ogawa N, Hayakawa H, Sekiya R. Survey of the Methods for Long Term Storage of Poultry Eggs. *J. Poultry Sci.*, **14**, 292-295（1977）.

9）Wakabayashi H, Takase M, Tomita M. Lactoferricin derived from milk protein lactoferrin. *Curr. Pharm. Des.*, **9**, 1277-1287（2003）.

10）Yamauchi K, Tomita M, Giehl TJ, Ellison RT 3rd. Antibacterial activity of lactoferrin and a pepsin-derived lactoferrin peptide fragment. *Infect. Immun.*, **61**, 719-728（1993）.

11) Morita H, Yoshikawa H, Suzuki T, Hisamatsu S, Kato Y, Sakata R, Nagata Y, Yoshimura T. Anti-microbial action against verotoxigenic *Escherichia coli* O157: H7 of nitric oxide derived from sodium nitrite. *Biosci. Biotechnol. Biochem.*, **68**, 1027-1034 (2004).

食品機能研究の新展開

5-1 機能性食品の制度

5-1-1 食品衛生法について

　日本において，飲食物あるいは飲食によっておこる衛生上の危害を防止する目的で制定された法律（昭和22年法律第233号）が「食品衛生法」である。第二次世界大戦終了以前，食品衛生に関することは内務省（警察）の管轄であったが，1947（昭和22）年から厚生省（現・厚生労働省）の管轄となった。

　その後，食品衛生法は，1955（昭和30）年の森永ヒ素ミルク事件により食品添加物にかかわる条項が1957年に強化された。また，1972年には，食品公害や環境汚染の悪化に対処しており，1995年のWTO（世界貿易機関）発足に対応した改正などについても行っている。

　そして，2003（平成15）年の「食品安全基本法」の制定にともない，食品衛生法も大幅改正が行われた。主な改定事項は，それまでの衛生上の危害の発生防止のほか，国民の健康保護の視点が盛り込まれた。また，リスク分析手法が導入され，リスク評価とリスク管理の役割が分けられた。さらに，食の安全に対する国と都道府県の責務，そして食品企業の責任が定められた。この改正は「健康の保護」という，より高い目標設定と，それを実現するための「必要な規制とその他の措置」という行政の役割を明確化している。すなわち，食品の機能性に期待し，それを健康の保護や維持に役立てていこうという姿勢がうかがえる。

　食品衛生法において，「食品とは，すべての飲食物をいう。ただし，薬事法に規定する医薬品及び医薬部外品は，これを含まない（4条）」と規定している。また，「腐敗，変敗しているもの，有毒物質が含まれているもの，病原微生物に汚染されているもの，不潔，異物の混入しているものの販売や加工の禁止（6条）」や，「省令に定める疾病にかかった動物の肉等の販売の制限（9条）」がある。そして，「食品添加物とし

て指定された以外の物質やそれを含む食品の販売を制限（10 条）」し，「規格基準に適合しない添加物および食品の販売を禁止（11 条）」している。

薬事法で許可されている薬品であっても，食品衛生法で食品に使用することは許されていないことがある。食品衛生法で許可されていないものを，栄養強化用に食品に使用したときには食品衛生法違反となる。つまり，食品添加物としての基準に合格し，その指定を受けたものでないと食品に使用できない。食品衛生法は，日本に居住するすべての人が従うべき義務を負う強制法である。

また，一般消費者に身近な内容の改正点が，食品衛生法に基づく食品の日付表示である。以前は原則として「製造年月日または加工年月日を表示すること」とされていた。しかし，近年の食品の製造・加工技術の進歩などをふまえ，食品の安全・衛生の確保のためには，製造年月日より，いつまで食べられるのかという期限の情報の方が有用となってきたため，図 5-1 のとおり，1995 年 4 月 1 日から，製造年月日表示に代えて期限表示，つまり「消費期限」か「賞味期限」に変更された。

2011 年 3 月 11 日の東北地方太平洋沖地震を端緒に発生した福島第一原子力発電所事故に起因して，セシウム 134 およびセシウム 137 を規制対象とするなど，食品中の放射性物質に対する規制が，食品衛生法により行われることとなった。

食品衛生法に関連するものとして，「乳及び乳製品の成分規格等に関する省令」（昭和 26 年 12 月 27 日厚生省令第 52 号）があり，これは食品衛生法に基づく厚生労働省省令である。通称は「乳等省令」と略され

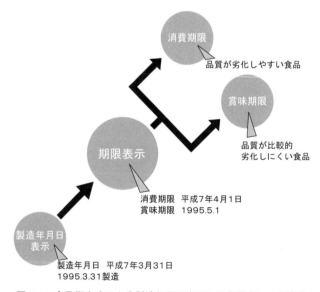

図 5-1　食品衛生法による製造年月日表示から期限表示への変更

る。牛乳やその他の乳，乳製品などについての成分規格や製造基準，容器包装の規格，表示方法などが定められている。

　そのほか，健康増進法（平成14年8月2日法律第103号）が，国民の健康維持と疾病予防を目的として制定された。その前年に政府が策定した医療制度改革大綱の法的基盤とし，国民が生涯にわたって自らの健康状態を自覚するとともに健康の増進に努めなければならないことを規定し，制定された。この法律に基づき，以下の機能性食品の制度ができた。

---コラム：乳等省令に記載されている例---

　加熱殺菌条件として，63℃で30分間以上加熱する，あるいはこれと同等以上の殺菌効果を有する方法で加熱殺菌するように記載されている。実際には，120〜150℃で1〜3秒加熱する超高温瞬間殺菌（UHT殺菌）が主流になっている。この方法では，耐熱性胞子形成菌を概ね死滅させることができ，低温保持殺菌に比べて非常に高い殺菌効果がある。賞味期限までは常温保存が可能で，保存料などの添加物が一切使われていないロングライフ牛乳（LL牛乳）は，130〜150℃，1〜3秒間で滅菌している。

　また，アイスクリーム類の規格も定めている。アイスクリーム類とは，乳・乳製品を主要原料として凍結させ，乳固形分を3.0％以上含むものの総称である。アイスクリーム類は乳固形分の規定のない一般食品の氷菓とは明確に区別され，含まれる乳固形分と乳脂肪分の量によって，アイスクリーム・アイスミルク・ラクトアイスの3つに分類されている。

5-1-2　「いわゆる健康食品」について

　「健康食品」という呼称については，法律上の定義はなく，広く健康の保持増進に資する食品として販売・利用されるもの全般を指している。近年，「特別用途食品」や「保健機能食品」以外の「健康食品」のことを，行政上では「いわゆる健康食品」とよぶようになった（図5-2と図5-3）。「健康食品」という言葉はなじみ深いが，法律上「健康食品」の定義は存在しない。つまり，「健康食品」や「サプリメント」という言葉は，売り手側や提供側が自由に使える表記であり，その効果や機能は「健康食品」と称されていても必ずしも明確ではない。過去に，保健効果のない食品やサプリメントを「健康食品」として売りつける詐欺まがいの商法や，それらを摂取することによる健康被害もみられた。

　そこで，一定の基準をみたしたものには，日本国がその機能を承認し，有効な機能がある表記を許可する「特定保健用食品」と「栄養機能食品」を定義した制度を設け，「いわゆる健康食品」とは区別する方針をとっている。図5-2のとおり，医薬品は，薬事法で効能や効果が認められて

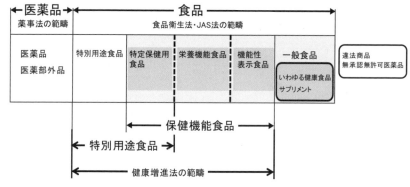

図 5-2　健康食品の法律上の分類

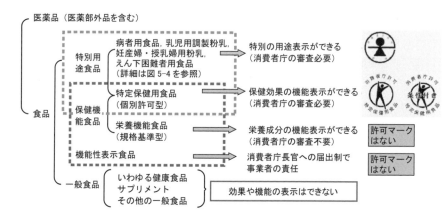

図 5-3　一般食品（いわゆる健康食品を含む），特別用途食品と健康機能食品の分類
特別用途食品のマークの区分欄には、病者用食品、えん下困難者用食品などの
当該特別の用途を記載している

　いるものであり，人の口に入る幅広い食品は，その安全性などを食品衛生法と JAS 法（農林物資の規格化及び品質表示の適正化に関する法律）により監視している。違法商品や無承認無許可医薬品および表示の不適切なものは，これらの法律に違反することになる。

5-1-3　特別用途食品

（1）特別用途食品制度について

　特別用途食品とは，乳児，幼児，妊産婦，病者などの発育，健康の保持・回復などに適するという特別の用途を表示できる食品である。特別用途食品として食品を販売するには，その表示について国の許可を受ける必要がある。特別用途食品には，図 5-4 のとおり，「病者用食品」，「妊産婦・授乳婦用粉乳」，「乳児用調製粉乳」，「えん下困難者用食品」がある。許可基準があるものについてはその適合性が審査され，許可基準の

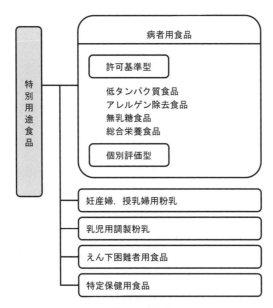

図 5-4 特別用途食品の区分
特定保健用食品については、特別用途食品制度と保健機能食品制度の両制度に
位置づけられている。

ないものについては個別に評価を行っている。許可されたものには，図
5-3 の許可証票（マーク）が付される。健康増進法に基づく「特別の用
途に適する旨の表示」の許可には特定保健用食品も含まれる。

（2）特別用途食品の病者用食品（許可基準型）の区分

病者用食品の許可基準型において，具体的には，以下のように区分さ
れている（図 5-4）。

① 低タンパク質食品：タンパク質摂取制限を必要とする疾患（腎臓
疾患など）に適する旨

② アレルゲン除去食品：特定の食品アレルギー（牛乳など）の場合
に適する旨

③ 無乳糖食品：乳糖不耐症またはガラクトース血症に適する旨

④ 総合栄養食品：食事として摂取すべき栄養素をバランスよく配合
した総合栄養食品で，疾患等により通常の食事で十分な栄養を摂る
ことが困難な者に適している旨

5-1-4 特定保健用食品

（1）特定保健用食品制度について

特定保健用食品とは，食品のもつ保健効果やその用途を表示して販売

される食品である。特定保健用食品には，製品ごとに食品の有効性や安全性について内閣府消費者庁の審査を受け，その承認を受けたうえで，図5-3の許可証票（マーク）が付される。行政側で，「トクホ」という国民にわかりやすく親しみやすい通称を提示したのは評価したい。

　なお，前述の特別用途食品であって，かつ特定保健用食品の承認を受けているものもあり，その場合には，特定保健用食品のマークが付けられている。

　なお，特定保健用食品の英語表記は Food for Specified Health Uses (FOSHU) であるが，疾病リスク低減は Reduction of Disease Risk，また特定保健用食品（規格基準型）は Standardized FOSHU と表記される。

（2）特定保健用食品の区分
① 特定保健用食品
　　食生活において特定の保健の目的で摂取をする者に対し，その摂取により当該保健の目的が期待できる旨の表示をする食品
② 特定保健用食品（疾病リスク低減表示）
　　関与成分の疾病リスク低減効果が医学的・栄養学的に確立されている場合，疾病リスク低減表示を認める特定保健用食品
③ 特定保健用食品（規格基準型）
　　特定保健用食品としての許可実績が十分であるなど科学的根拠が蓄積されている関与成分について規格基準を定め，消費者委員会の個別審査なく，事務局において規格基準に適合するか否かの審査を行って許可する特定保健用食品
④ 条件付き特定保健用食品
　　特定保健用食品の審査で要求している有効性の科学的根拠のレベルには届かないものの，一定の有効性が確認される食品を，限定的な科学的根拠である旨の表示をすることを条件として，許可対象と認められた食品。「○○を含んでおり，根拠は必ずしも確立されていませんが，△△に適している可能性がある食品」という表示が必要となる。承認のマークにも「条件付き」の文字が入る。

（3）特定保健用食品の表示
　保健の用途の表示の範囲に，「明らかに医薬品と誤認されるおそれのあるものであってはならない」とされ，医薬品とは明確に区別している。一方で，処方箋や摂取に規制がないために，摂取し過ぎる懸念が生じる。そこで，下記の内容を表記する必要がある。

---

word 「疾病リスク低減表示」と「規格基準型」

　現在，疾病リスク低減表示として，「若い女性のカルシウム摂取と将来の骨粗鬆症になるリスクの関係」と「女性の葉酸摂取と神経閉鎖障害を持つ子どもが生まれるリスクの関係」の2つが認められている。なお，1日摂取目安量は，カルシウムが300〜700 mg，葉酸が400〜1,000μg となっている。

　規格基準型の特定保健用食品では，規格基準に適合しているかどうかの審査のみを行うことから，許可手続きを迅速化することができる。関与成分は，難消化性デキストリン，オリゴ糖類（大豆オリゴ糖・フラクトオリゴ等・乳果オリゴ糖・ガラクトオリゴ糖・キシロオリゴ糖・イソマルトオリゴ等），食物繊維などである。一例として，難消化性デキストリンの場合，1日摂取目安量は3g〜8gで，「難消化性デキストリンが含まれているので，おなかの調子を整えます」と表示できる。

① 商品名

② 許可証票または承認証票

③ 許可などを受けた表示の内容

④ 栄養成分量および熱量

⑤ 原材料の名称

⑥ 特定保健用食品である旨（条件付き特定保健用食品にあっては，条件付き特定保健用食品である旨）

⑦ 内容量

⑧ 摂取する上での注意事項

⑨ 1日当たりの摂取目安量

⑩ 1日の摂取目安量に含まれる当該栄養成分の当該栄養素など表示基準値に対する割合

⑪ 摂取，調理または保存の方法に関し，特に注意を必要とするものにあっては，その注意事項

⑫ 許可などを受けた者が製造者以外の者であるときは，その許可などを受けた者の営業所所在地および氏名（法人にあっては，その名称）

⑬ 消費期限または賞味期限，保存の方法，製造所所在地および製造者の氏名

⑭ バランスの取れた食生活の普及啓発を促す文言

　有効成分が含まれていることが特定保健用食品の特徴であるが，その取り過ぎを防ぎ，健康被害のでない摂取方法を啓蒙するために，⑧〜⑪の項目が表記されている。また，その効果を過信しすぎないように，⑭の項目が表記されている。医師による治療を受けている場合，自身の症状に関係する効能のある特定保健用食品の摂取は，主治医と相談することが望ましい。

　また，特定保健用食品であっても，保健の効果の表示や広告において，消費者庁の許可または承認を受けた内容を逸脱した表示をすることは認められない。そして，「特定保健用食品および栄養機能食品以外の食品にあっては，特定保健用食品および栄養機能食品と紛らわしい名称，栄養成分の機能および特定の保健の目的が期待できる旨の表示をしてはならない」と規定されている。つまり，「いわゆる健康食品」との区別を明確にしたい姿勢がうかがえる。

(4) 特定保健用食品の市場規模と展望

　図5-5は，1997年から2年ごとの年度別の特定保健用食品の市場構

成を示したものである。なお，市場規模は1997（平成9）年度から，年々，大きくなっていたが，2007年度の約6800億円をピークとして減少に転じ，2009年度には約5500億円となり，2011年度は5175億円であった。特定保健用食品の許可品目数は，2012年5月に1,000品目となったが，その許可件数の増加率は年々，緩やかになってきた。これには，食品の新たな機能性についての研究は進んでいるにも関わらず，「保健の用途」の拡大がなされていない現状も影響していると思われる。2018年2月現在では，1,079品目であり，一時期と比較してやや減少した（これは，販売されていない品目について，再販見込みのないものは許可の取り下げとなる「失効届」の提出が求められたためと推察される）。売上額は2009～2011年に若干減少したが，2013年に回復し，以降（～2016年）6,000～6,500億円で推移している。

　たとえば，乳酸菌関係を有効成分とする食品において，特定保健用食品では，「お腹の調子を整える」と「血圧が高めの方に適する」という表示が許可されたヨーグルトなどが市販されている。しかし，研究レベルでは，花粉症の症状改善，アトピー性皮膚炎などの抑制，メタボリック症候群の抑制（血中コレステロールの低下・内臓脂肪の低減効果），皮膚機能の改善（美肌効果・老化防止），免疫機能の活性効果（インフルエンザ感染予防），ピロリ菌の抑制，大腸がんなど発がんリスクの低減効果など，様々な効果が研究・認知されてきているが，これらの効果は，特定保健用食品として承認されていない。一方で，保健効果の承認において，その安全性も含めて慎重に審議・承認することも大事であり，その両者のバランスが重要である。

　市場規模と品目数が最も多い「整腸」分野が，必ずしも1品目当りの市場規模は大きくない。1品目当りの価格が低下傾向となっており，これは，企業の疲弊をまねく価格競争などが激しくなっているためと考えられる。また近年，「体脂肪・中性脂肪」や「歯」の分野で1品目あたりの金額が大きく成長している。これは，一般消費者のニーズはもちろんであるが，1品目あたりの価格が大きいことも理由である。

　「保健の用途」別では，「整腸関連」や「血糖値関連」が減少している一方，「コレステロール関連」，「血圧関連」，「中性脂肪・体脂肪関連」の用途は増加している。2007年度から2009年度にかけて特定保健用食品全体の市場は縮小したものの，「中性脂肪・体脂肪関連」や「血圧関連」の市場は2011年度で増大し，「コレステロール関連」も着実に増加し続けている。今後，企業サイドから特定保健用製品の開発と申請を促すためにも，審議する側も積極的に新しい保健用途の商品を許可していく必要がある。

> **コラム　食品としての形状**
>
> 　血糖値関連のトクホ取得を目指したある製品において，「販売時のカプセル形状が医薬品との誤認をまねく」という消費者委員会の指摘のために許可されなかった。過去に認可を受けた一部商品を除き，錠剤・カプセル形状では，現行制度の中で特定保健用食品の認可を得るのは難しい状況となっている。

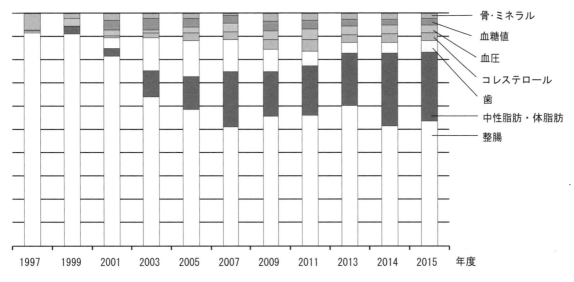

図 5-5　特定保健用食品（保健用途別）の市場構成
（公益財団法人　日本健康・栄養食品協会）

5-1-5　栄養機能食品

　栄養機能食品は，特定の栄養成分を含むものとして，内閣総理大臣が
定める基準に従い，当該栄養成分の機能の表示をするものである。具体
的には，身体の健全な成長，発達，健康の維持に必要な栄養成分の補給・
補完を目的とした食品であり，高齢化，食生活の乱れなどにより，通常
の食生活を行うことが難しく，1 日に必要な栄養成分を摂れない場合に，
その補給・補完のために利用する食品である。

　栄養機能食品として栄養成分の機能を表示できる食品は，ミネラル類
5 成分（亜鉛，カルシウム，鉄，銅，マグネシウム）とビタミン類 12
成分（ナイアシン，パントテン酸，ビオチン，ビタミン A，ビタミン
B_1，ビタミン B_2，ビタミン B_6，ビタミン B_{12}，ビタミン C，ビタミン D,
ビタミン E，葉酸）である。1 日当たりの摂取目安量に含まれる栄養成
分量が，規格基準の下限量と上限量の範囲内にあること，および，当該
栄養成分の機能表示に加えて，摂取する上での注意事項を適正に表示す
ることが必要である。

　一例として，亜鉛の場合，1 日当たりの摂取目安量に含まれる栄養成
分量の下限値は 2.10 mg，上限値は 15 mg であり，栄養機能表示として
は，「亜鉛は，味覚を正常に保つのに必要な栄養素です。亜鉛は，皮膚
や粘膜の健康維持を助ける栄養素です。亜鉛は，たんぱく質・核酸の代
謝に関与して，健康の維持に役立つ栄養素です。」，また，注意喚起表示
として「本品は，多量摂取により疾病が治癒したり，より健康が増進す

146

─**コラム：食品表示についての政府の対応**─

消費者保護の観点から，内閣府消費者庁では，食品表示について詳細な提言や規制を行っている。その詳細な情報は，消費者庁の公式ホームページ：http://www.caa.go.jp/index.html の http://www.caa.go.jp/foods/index.html から得ることができる。

その中にはいくつかの項目があるが，この本に関係のある「健康や栄養に関する表示の制度について」の項では，「栄養成分表示について」，「栄養機能食品について」，「特定保健用食品について」，「特別用途食品について」，「誇大表示の禁止について」，「食品の機能性評価モデル事業について」という見出しでいろいろな情報を確認できる。

そのほかにも，食品の表示基準の違反事例等や食品表示に関するQ＆Aなどもあり，普通に生活する上においても，役立つ情報が記載されている。ホームページの利点として，一定期間ごとに更新されるので，新しい情報を得る上においても意義のあるホームページである。

また，同じホームページ内のhttp://www.caa.go.jp/jisin/index.html では，「食品と放射性物質をめぐる最近の状況について」，「食品と放射能Q＆A」，「食品と放射能の問題に関する消費者庁の取組について」というように，食の安全すべてに対する国の対応の情報が集約されている。

るものではありません。亜鉛の摂りすぎは，銅の吸収を阻害するおそれがありますので，過剰摂取にならないよう注意してください。1日の摂取目安量を守ってください。乳幼児・小児は本品の摂取を避けてください。」と記載されている。

5-1-6　機能性表示食品

機能性表示食品とは，「保健機能食品」の1つで，2015年4月に，この制度が開始された。食品ごとに内閣府消費者庁の審査を受けて販売を許可される「特定保健用食品」とは異なり，事業者の責任において，科学的根拠に基づいた安全性や機能性について商品に表示して販売する目的で，消費者庁長官へ届け出された食品のことである。また，含有栄養成分量などが国の定めた規格基準に適合していることを求められる「栄養機能食品」とも異なり，事業者の責任において安全性や機能性が実証されていれば，その科学的根拠について届け出ることのみでその機能が表記できて販売できる。その観点から，野菜，果物，魚介類などの生鮮食品も機能性表示食品として販売が可能になった。事業者が自社の製品に健康上の効果が認められると判断すれば販売形態の制約はなく，国に届け出るだけで錠剤やカプセルとしても販売できる（p.144 コラム参照）。

一方，「機能性表示食品」とは，事業者が機能性を表示した食品であることから，国や消費者庁長官の個別の審査を受けていないことを明記する必要がある。また，疾病の治療および予防を目的とした医薬品では

ないことを基本概念としており，疾患に罹患していない人を対象とした食品であり，未成年者や妊産婦および授乳婦を対象とした食品ではないことなども併記することが義務づけられている。

なお，消費者庁のホームページ（http://www.caa.go.jp/foods/index23.html）に「機能性表示食品に関する情報」として，一定期間すべての機能性表示食品の届出情報やその制度について詳細に公開されている*。

5-2 バイオテクノロジーと機能性食品

5-2-1 食品とバイオテクノロジー技術

（1）日本に伝承されている伝統的なバイオテクノロジー技術

バイオテクノロジーとは，バイオロジー（生物学）とテクノロジー（技術）を合成した言葉であり，生物のはたらきを利用して人の生活に役立たせる技術である。我々の日々の食卓にのぼるヨーグルト（発酵乳），チーズ，醤油，味噌，納豆，日本酒，ワインなどの発酵・醸造食品は，図5-6 のとおり，カビ（麹菌），酵母，細菌（納豆菌，乳酸菌など）の微生物の機能を利用して，元の原材料を新しい成分や嗜好性（旨みや香味）に変換する技術であり，古くから伝承されているバイオテクノロジーである。日本では，縄文時代末に魚や獣肉を使った「魚醤」や「肉醤」，

*　特定保健用食品として 1099 品目（承認 1 品目を含む）が許可されている（2017 年 6 月 21 日現在）。終売した特定保健用食品については失効届を提出するよう求められていることから，品目数は漸減している。一方，機能性表示食品は，969 件届出されている（2017 年 6 月 22 日現在）。これらの中に数 10 件程度の撤回があったものの，新規の届出が撤回を上回っており，しばらく件数が増加すると見込まれ，機能性表示食品のニーズが大きくなっている様子がうかがえる。

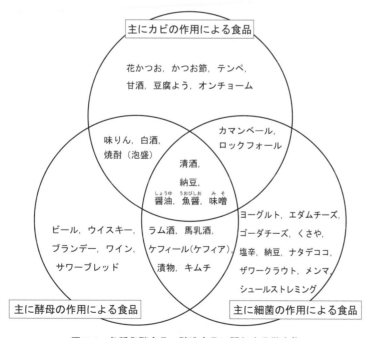

図 5-6　各種発酵食品・醸造食品に関与する微生物

日本では,古来,「酥・蘇」や「酪」といった乳製品が作られていた。酥とは,「延喜式」に「牛乳一升を煎じて酥一升を得る」と記載されていて,現在の練乳のようなものという説がある。一方,「酪」は,バターのようなものという説や,発酵乳という説がある。さらに,「醍醐」は,酥をさらに精製加工して作ったとされている。しかし,「酥・蘇」,「酪」,「醍醐」が実際にどのようなものであったかについては,諸説があり不明な点が残されている。

仏の道をきわめる段階を,上記の乳製品の精製にたとえ,修行によりだんだんと高い地位に上がった最上の仏の段階を「醍醐」とした。「醍醐味」とは「物事の本当のおもしろさ,深い味わい」という意味であるが,このような背景が「醍醐味」の語源と考えられており,興味深いエピソードである。

さらに果実,野菜,海草を原料にした「草醬（くさびしお）」が作られていた。そして,奈良時代になると中国や朝鮮半島から穀物を原料とする「穀醬（こくびしお）」が伝わり,これら穀物を原料にしたものが今日の醤油の元祖である。そして,平安時代には,生酥（しょうそ）,熟酥（じゅくそ）,蘇（そ）,酪（らく）,醍醐（だいご）といった乳製品が作られた。このように,何千年以上も前からカビ,酵母や細菌の機能を利用し,雑菌汚染を抑制しながら保存性や嗜好性を高める発酵・醸造技術が駆使されており,日本人は微生物の存在を知らずして古くから"バイオテクノロジー"を培ってきた。

微生物を利用した発酵・醸造技術に続き,20世紀に入ってからはアミノ酸,アルコール,クエン酸,抗生物質などを生産する技術も開発された。このような微生物発酵による代謝を利用したバイオテクノロジーによる生産物は,現代の私たちの食卓や生活に欠かせないものとなっている。日本の三大出汁（だし）ともいえる昆布,鰹節,椎茸のそれぞれの旨味の本体は,グルタミン酸,イノシン酸,グアニル酸およびそれらのナトリウム塩であり,それぞれグルタミン酸生産菌,酵母といった微生物のはたらきによる発酵法によって製造されてきた。

(2) 遺伝子組換え食品の技術的進化

1970年代に入り,遺伝子組換え技術が開発され,産業に広範な影響を与えるようになった。従来は,農作物の機能改変には長い時間をかけた品種改良技術が用いられてきた。この品種改良は,交配させることで遺伝的に色や形のような品質,味覚や生産性などを変化させる技術である。しかし,交配による品種改良では必ずしも目的とする性質が現れるとは限らず,その手法で求められるものには限界があった。そこで,遺伝子組換え作物への期待が高まった。遺伝子組換え作物とは,バイオテクノロジー技術を用いてある作物に遺伝子操作を行い,新たな遺伝子を導入し発現させたり,内在性の遺伝子の発現を促進,抑制することにより新たな形質が付与された農作物のことである。現在,種子植物に限って商品化されているが,英語では「Genetically Modified Organisms」とよばれており,遺伝子組換え作物（GM作物）およびそれを用いた加工食品を総称して遺伝子組換え食品（GM食品）という。

遺伝子組換え食品開発の主要な目的のひとつは,人口増加に伴う食料不足対策である。現在,世界の人口は毎年8000万人ずつ増加しており,2050年までに91億人に達すると国連は予測している。2000年をベースにすると,2050年までに世界の穀物生産は21億4300万トンから34億200万トンへ60%近く供給を増やす必要がある。特に,人口増加の激しい発展途上地域ではその必要性は急務である。こうした状況の中,

遺伝子組換え技術を用いれば，従来の品種改良では不可能であった2生物間の交配品種であっても短期間に効率よく開発することが可能となり，様々な遺伝子組換え作物の開発が進められている。

遺伝子組換え作物は，大きく3つに分類される。1つは第1世代とよばれるもので，除草剤耐性，病害虫耐性，貯蔵性増大（日持ちのよいトマト）などの形質が導入されたものである。これらの性質は，主に生産者や流通業者にとってメリットが大きいものである。第2世代は消費者にとってメリットがある農作物で，特定の栄養機能を高めたものなど，主に健康の維持や増進を目的としたものが該当する。具体的には，高タンパク質のイネ，高オレイン酸ダイズのような高栄養性の作物，アレルギーの原因物質の含有量が少ない，もしくは低アレルゲン性作物といった農作物があげられる。第3世代は人類全体や地球環境にとってメリットがあるもので，例えば栽培環境の変化に対応可能な作物や，病気のワクチンに似た機能を付加した作物がこれに当たる。

遺伝子組換え食品の開発や実用化は，消極的かつ日和見的な日本に対し，米国やカナダ，中国を中心に世界各国で広がりをみせている。植物のみならず魚をはじめ遺伝子組換え動物の開発も進展しており，実用化を目指している。またトウモロコシなどの農作物への遺伝子組換え技術を利用し，医薬品原料を生産させる試みは続けられている。なお，チーズ製造時に用いる凝乳酵素のキモシンを合成するために使用される遺伝子組換え大腸菌や他の微生物など，海外では食品添加物を生産するための遺伝子組換え微生物はすでに実用化されており，世界を見渡すと工業原料生産および環境浄化目的の遺伝子組換え植物・生物の開発が盛んに行われている。

（3）遺伝子組換え食品の安全性と指針

遺伝子組換え食品の急速な広がりを受け，その安全性に関して消費者の関心が高まっている。1994年に米国で "フレーバー・セーバー" という遺伝子組換えトマトが初めて商品化され，また英国では1995年にペクチンを多く含むトマトを利用した "トマトピューレ" が販売された。日本では，1996年に当時の厚生省で初めて遺伝子組換え食品の安全性審査が行われ，以来およそ30種類の遺伝子組換え農作物が審査を終了している。2012年の時点では遺伝子組換え農作物は生鮮食品としては食されていないが，表5-1と表5-2のとおり，米国をはじめとする海外から輸入している除草剤耐性ダイズやナタネおよび害虫抵抗性のジャガイモ，トウモロコシ，ワタなどが加工食品（GM食品）として利用されている。

word **日本における遺伝子組換え作物の状況**

現在，日本の一部自治体で環境や消費者団体への影響の懸念から，遺伝子組換え作物規制条例で栽培を規制しているところがある。一方，厚生労働省医薬食品局食品安全部が安全審査を終えた組換え作物は，日本で栽培されていることを公表している。

また2009年には，青いバラ（サントリーフラワーズ）が国内で商業栽培されたことで，日本も遺伝子組換え作物の商業栽培国となった。世界的に遺伝子組換え作物の導入が進んでいるダイズやトウモロコシは，日本での自給率が非常に低い作物であり，大部分を輸入に頼っている。

現在，日本のニーズとして非遺伝子組換え作物の栽培を海外に要求しているが，将来的には非遺伝子組換え作物の価格が高騰する，もしくは入手困難になることも予測される。今後，日本における遺伝子組換え作物の受け入れに対し，適切な情報提供や安全性の議論が必要となるであろう。

word **遺伝子組換え作物の作成方法**

① **アグロバクテリウム法**：アグロバクテリウムという微生物が植物細胞に自身の遺伝子を移入させる性質を利用。アグロバクテリウムの遺伝子に目的の有用遺伝子を結合させ，植物体への感染を通じて遺伝子を農作物へ導入する方法。

② **プロトプラスト法**：植物細胞の細胞壁を溶解させ，遺伝子を入れやすいようにプロトプラスト化し，ポリエチレングリコールを用いたり，微生物への遺伝子導入方法と同様に有用遺伝子をエレクトロポレーション法などで移入する方法。

③ **パーティクルガン法**：金の微粒子に有用な遺伝子を付着させ，この微粒子を高圧ガスなどの力で農作物の葉などの組織に撃ち込んで遺伝子を挿入する方法。

表 5-1　世界で実用化されている遺伝子組換え（GM）農作物と GM 食品

遺伝子組換え農作物	GM 食品
除草剤耐性ダイズ	食用油，豆腐，豆乳，醤油，マーガリン，マヨネーズ，サラダドレッシング，ショートニング，グリセリン，乳化剤，乳製品，ダイズタンパク質，タンパク強化剤，アミノ酸，調味料，水産練製品，ソーセージ，麺類，パン類，菓子類など
害虫抵抗性ナタネ	食用油，マーガリン，マヨネーズ，サラダドレッシング，ショートニングなど
害虫抵抗性ジャガイモ	フライドポテト，ポテトチップスなど
害虫抵抗性トウモロコシ	食用油，マーガリン，てんぷら粉，シリアル製品，コーンスターチ（酒類，水産練製品），水飴，グルコース（菓子類，佃煮，ジャム，酒類，飲料，パン類，缶詰，ソルビット），異性化糖（飲料，パン類，冷菓，缶詰）
害虫抵抗性ワタ	食用油

（一般社団法人バイオインダストリー協会，「バイオテクノロジー Q&A」より一部改編）

表 5-2　表示が義務づけられている遺伝子組換え（GM）食品

1	豆腐・油揚げ類	19	冷凍トウモロコシ
2	凍豆腐・おから・ゆば	20	トウモロコシ缶詰およびトウモロコシ瓶詰
3	納豆	21	コーンフラワーを主な原材料とするもの
4	豆乳類	22	コーングリッツを主な原材料とするもの（コーンフレークを除く）
5	味噌	23	トウモロコシ（調理用）を主な原材料とするもの
6	大豆煮豆	24	16 から 20 を主な原材料とするもの
7	大豆缶詰および大豆瓶詰	25	冷凍ばれいしょ
8	きな粉	26	乾燥ばれいしょ
9	大豆いり豆	27	ばれいしょでん粉
10	1 から 9 を主な原材料とするもの	28	ポテトスナック菓子
11	ダイズ（調理用）を主な原材料とするもの	29	25 から 28 を主な原材料とするもの
12	ダイズ粉を主な原材料とするもの	30	ばれいしょ（調理用）を主な原材料とするもの
13	ダイズタンパクを主な原材料とするもの	31	アルファルファを主な原材料とするもの
14	枝豆を主な原材料とするもの	32	てん菜（調理用）を主な原材料とするもの
15	ダイズもやしを主な原材料とするもの		
16	コーンスナック菓子		
17	コーンスターチ		
18	ポップコーン		

（農林水産省 HP，「遺伝子組換え食品の表示」より引用）

コラム：遺伝子組換え食品の表示義務

　加工食品として遺伝子組換え食品の表示が義務づけられている原材料とは，その加工食品のすべての原材料中の含有量が重量換算で上位 3 品目の中に入り，かつ加工食品に占める重量が 5％以上のものとしている。現在，この 5％を適切に検証するために，安全性未審査の遺伝子組換え食品には定性 PCR 法やリアルタイム定性 PCR 法が主に用いられ，安全性審査済みの遺伝子組換え食品には ELISA 法，定量 PCR 法，トウモロコシ粒検査法が用いられている。今後，著しく増加し続ける遺伝子組換えの原材料に対し，表示内容の改善が課題であり，また GM 食品に対して，その原材料の定量可能な検査法の開発も必要になるであろう。

表 5-3　遺伝子組換え（GM）食品の表示制度

I　従来のものと組成，栄養価などが同等のもの 　（除草剤の影響を受けないようにした大豆，害虫に強いトウモロコシなど）
①農産物およびこれを原材料とする加工食品であって，加工後も組換えられた DNA または 　これによって生じたタンパク質が残存するものは以下の 3 つのタイプの表示内容に 　分類される。 　（1）分別生産流通管理が行われた GM 食品の場合 　　　「遺伝子組換え食品」である旨（義務表示） 　　　例　大豆（遺伝子組換え食品） 　（2）GM 食品と非 GM 食品の分別生産流通管理（Identity Preserved（IP）ハンドリング）* 　　　が行われていない場合 　　　「遺伝子組換え不分別」である旨（義務表示） 　　　例　大豆（遺伝子組換え不分別） 　（3）分別生産流通管理が行われている非 GM 食品の場合 　　　「遺伝子組換えではない」（任意表示） 　　　例　トウモロコシ（遺伝子組換えでない）
②組換えられた DNA およびこれらによって生じたタンパク質が，加工後に残存しない加 　工食品（大豆油，醤油，コーン油，異性化液糖等） 　「遺伝子組換えではない」，「遺伝子組換え不分別」など（任意表示）
II　従来のものと組成，栄養価等が著しく異なるもの（高オレイン酸大豆など）（JAS 法の 　み義務表示）
「大豆（高オレイン酸遺伝子組換え）」など（義務表示）

*分別生産流通管理（Identity Preserved（IP）ハンドリング）とは，GM 作物または non-GM
を農場から食品製造業者まで生産，流通および加工の各段階で相互に混入が起こらないよ
う管理し，そのことが書類等により証明されていることという。

（稗山および橘田，食衛誌，51, 383-392（2010）より引用）

word　遺伝子組換え食品が理由と考えられた事件

①トリプトファン事件：　1990 年代前半に発生した，昭和電工によるトリプトファン事件である。昭和電工の販売した遺伝子組換え L-トリプトファンによって，米国で 38 人が死亡し，推定患者数は 6,000 人に達した。しかし，この事件は，遺伝子組換え L-トリプトファンが悪いのではなく，単にトリプトファンの過剰摂取が原因であったという見解もある。

②イヌガラシ事件：　2010 年 7 月に，三重県で遺伝子組換えナタネとアブラナ科の「イヌガラシ」が交雑したと見られる植物が発見され，このニュースは新聞で大々的に報道された。しかし，国立環境研究所で分析された結果，交雑ではなく，除草剤耐性遺伝子組換えセイヨウアブラナの種子が生育したという結論になった。

③その他の事例：国際生命科学研究機構が発表している「遺伝子組換え食品を理解する II」にまとめられている。

http://www.ilsijapan.org/Bio2010/rikaisuru2-2.pdf

　2001（平成 13）年から日本では食品衛生法により，遺伝子組換え食品の安全性審査が義務づけられた。しかしながら，多種多様な遺伝子組換え植物や生物が各国で開発されており，意図しない状況下で未承認の遺伝子組換え植物・生物が食品として国内に流入および流通する可能性は否定できない。当該遺伝子の塩基配列がわからなければ，PCR 法などによって，第三者的に遺伝子組換え食品であるという確認もできない。したがって，食用および非食用を問わず，未承認の遺伝子組換え体の食品への混入は未然に防ぐことが必要である。一方，安全審査が終了した遺伝子組換え食品に関しては，厚生労働省が食品衛生法の公衆衛生の観点から，そして農林水産省が JAS 法の消費者の知る権利と自由選択の観点から，その表示を義務づけている（表 5-3）。

　遺伝子組換え食品に対して，消費者の立場からは，アレルギーの可能性や遺伝子組換え食品中に挿入された遺伝子（抗生物質耐性遺伝子，除草剤耐性遺伝子，病害虫耐性遺伝子，貯蔵性増大遺伝子など）が健康に害を与えるのではないかと懸念される場合が多い。前者については，アレルギーを引き起こすかどうかを直接的に確認する試験方法がなく，日本では既知のアレルギー物質の性質と比較する間接的な知見により判断している。また後者については，最近，このような遺伝子を用いないで

表 5-4　単糖・オリゴ糖の製法別分類と原料

製　法	酵　素	単糖・オリゴ糖	原　料
分　解	グルコアミラーゼ	グルコース	デンプン
	β－アミラーゼ	マルトース	デンプン
	α－アミラーゼ	マルトオリゴ糖	デンプン
	ヘミセルラーゼ	キシロオリゴ糖	キシラン
転　移	α－グルコシダーゼ	ニゲロオリゴ糖	デンプン
	α－グルコシダーゼ	イソマルトオリゴ糖	デンプン
	サイクロデキストリングルカノトランスフェラーゼ	シクロデキストリン	デンプン
	α－グルコシルトランスフェラーゼ	パラチノース	スクロース
	α－グルコシルトランスフェラーゼ	トレハロース	スクロース
	β－フラクトフラノシダーゼ	フラクトオリゴ糖	スクロース
	β－ガラクトシダーゼ	ガラクトオリゴ糖	ラクトース
	シクロマルトデキストリングルカノトランスファラーゼ	グルコシルスクロース	デンプン＋スクロース
	β－フラクトフラノシダーゼ	ラクトスクロース	スクロース＋ラクトース
転移，分解	マルトオリゴシルトレハロース生成酵素とトレハロース遊離酵素	トレハロース	デンプン
縮合，転移	β－グルコシダーゼ	ゲンチオオリゴ糖	デンプン→グルコース

遺伝子組換え食品を開発することも多くなってきた。現在のところ，世界レベルで遺伝子組換え食品による大規模な健康被害の報告例はない。遺伝子組換え食品についての正確な判断を行うためには，この基準に関して消費者自身も内容をよく理解しておく必要がある。

5-2-2　バイオテクノロジーを利用した食品機能性成分の生産とメタゲノム解析

（1）バイオテクノロジーを利用した機能性食品生産

　バイオテクノロジー技術を活用し機能性食品を開発する動きが近年，活発になっている。酵素を利用した手法，微生物を利用した手法，生物資源（バイオマス）の有効利用などが知られている。in vitro，in vivo による研究や臨床的研究により，食品由来の機能性成分の有効性や根拠が科学的に示された形で数多く探索されてきている。ここでは，その代表的なものを取り上げて解説する。

1）酵素を利用した機能性食品成分の開発

　腸内細菌の一種であるビフィズス菌（Bifidobacterium 属）は，乳児期の腸内細菌叢の大部分を占めることで免疫反応を調整しており，また成人においても病原菌に対する宿主の防御反応にビフィズス菌が重要な役割を果たしている。ビフィズス菌はオリゴ糖など（ビフィズス因子）を資化して生育することから，オリゴ糖の積極的な利用が試みられている。単糖やオリゴ糖の合成に酵素を利用することが研究されており，実際の

製造では，酵素の加水分解作用，縮合作用，糖転移作用を利用している（表5-4）。なお，既知の酵素を用い，酵素反応条件を変更して開発する手法もある。この場合は，原料の種類，原料の組み合わせ，原料の濃度，酵素の作用量などの種々の作用条件を工夫することにより，新規オリゴ糖合成が可能となる。また，甲殻類の外殻成分のキチンからのキチンオリゴ糖や，ダイズホエーからのオリゴ糖精製のように，酸分解による方法や分離・精製操作により製造する方法も実用化されている。その他にも，プロテアーゼにより産生されたペプチドが血圧降下作用など機能性を示す知見が得られており，種々の酵素によって生産された物質が機能性食品の成分として利用されている。

2）微生物を利用した機能性食品・機能性成分

酵母や乳酸菌などの安全性の高い微生物は，発酵技術を使用した食品製造に重要な産業微生物である。また，近年では製造面の利点のみならず，微生物がもつ機能性が，最終製品に，その機能を付与して機能性食品として認知されるようになった。ヨーグルトは，乳酸菌やビフィズス菌を利用した機能性食品の代表例であり，その関与成分を乳酸菌やビフィズス菌とすることで，多くの製品が特定保健用食品として認可されている。

さらに，特定保健用食品の効果・効能としては認可されていないが，ヨーグルト摂取により，便秘や下痢の改善，食中毒の予防，免疫賦活作用などがあることが報告されている。また，乳酸菌由来の機能性として花粉症の緩和やアトピー性皮膚炎の改善などの抗アレルギー効果を期待した製品が販売されている。その効果は菌種レベルではなく，菌株レベルで大きく異なることが明らかになってきており，菌株レベルでの機能性の評価とスクリーニングがさかんに行われている。また近年，微生物のゲノム配列に免疫調整作用を有するDNA配列（CpG配列など）が同定されたが，その効果の程度については今後の検討を待って実用化や告知が必要であろう。そして，分子レベルで作用機序が明らかになった機能性食品の創製と実用化への期待が高まっている。その他，酵母の培養液から抽出されたβ-グルカンは抗腫瘍作用やアレルギー抑制作用などの免疫賦活作用を保持する素材として，すでに機能性食品成分に利用されている。

3）生物資源からの機能性成分の探索

植物や魚などから天然由来成分の化学物質を抽出して機能性素材として利用する技術が進められている。その中で代表的な素材が，ポリフェノールと脂質である。

　ポリフェノールは多くの植物に抗酸化物質や色素として含まれ，一部のポリフェノールには動脈硬化予防や活性酸素の過剰生産抑制，抗菌作用，抗アレルギー作用などの生理作用が知られている。ポリフェノールの代表的なものとしては，茶や赤ワインに含まれるカテキン類やタンニン類，タマネギのルチン，ダイズのイソフラボンなどがよく研究されている。

　脂質は食品中にトリアシルグリセロールとして含まれる。脂質を構成する油脂類には，炭素鎖が水素原子飽和状態にある飽和脂肪酸と，炭素鎖に二重結合を有する不飽和脂肪酸がある。不飽和脂肪酸のうち，オメガ3系とよばれる脂肪酸にはLDL-コレステロールの低下作用やアレルギー抑制作用などがある。オメガ3系脂肪酸はドコサヘキサエン酸（DHA）とエイコサペンタエン酸（EPA）を中心に多様な機能が解明されつつあり，機能性成分として急速に市場に浸透している。

(2) 機能メタゲノム解析を利用した新規な有用遺伝子探索

　土壌や海洋，河川の堆積物，沿岸水，湖沼や河川水，温泉の熱水などの環境サンプル中には多彩な微生物が棲息しており，その遺伝子資源（遺伝子リソース）としての価値の高さが認識されている。しかし，微生物はその種類や代謝系の有無などによって，培地成分やpH，温度，酸素の有無などを中心とした培養条件が異なり，実際に棲息する微生物の1%程度しか分離培養できていないと考えられている。したがって，これらの環境に棲息する分離培養できない微生物の遺伝子資源を活用するために，環境サンプルから微生物の全ゲノムDNAを精製し，培養の過

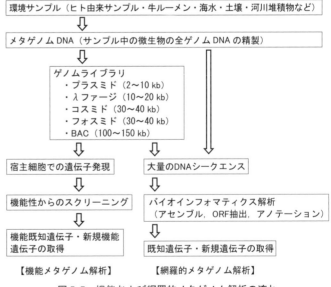

図5-7　機能および網羅的メタゲノム解析の流れ

───コラム：機能メタゲノム解析の一例───

カテコールのメタ位を開裂する酵素であるエクストラジオールジオキシゲナーゼ（EDO）の活性クローンが呈する黄色を指標とし，基質としてカテコールを用いて 3.3 Gb サイズに及ぶメタゲノムライブラリの機能スクリーニングを行い，最終的に 91 もの活性クローンを得ている。これらの遺伝子から，さらに芳香族分解酵素遺伝子群の発見や，糖質加水分解酵素をコードする遺伝子の取得に繋がった。機能メタゲノム解析を利用し，食品応用への実用化を目指した新規機能酵素の取得も期待されている。

程を介さずに有用遺伝子を利用する機能メタゲノム解析技術が考案された（図 5-7）。機能メタゲノム解析とは，環境中から直接抽出された微生物由来のゲノム DNA を新しい遺伝子源として利用するために，これまでに確立した酵素活性などの検出システムを用いたスクリーニングによる解析法である。基本的に既知酵素に類似の機能をもつ遺伝子の獲得を目指す系であるため，まったく新しい機能をもつ有用物質の取得は本解析法においては対象とならないが，高効率で分解する酵素や過酷な条件で失活しない酵素の発見につながる。

　機能メタゲノム解析では，まず環境サンプルから可能な限りの微生物由来の DNA を抽出して適当な大きさの断片に切断し，プラスミド（2〜10 kb）やフォスミド（およそ 40 kb），BAC（大腸菌人工染色体）などのベクターに導入してメタゲノムライブラリを作製する。それぞれの手法には一長一短あるので，挿入断片長，コピー数，発現能力，そして標的遺伝子の特徴に基づいて用いる手法を選ぶ。機能メタゲノム解析は，現在の技術や知識で培養できていない自然界に棲息するはずの 99% の微生物がもつ遺伝子をうまく活用し，たとえば，今は分解できていない物質を分解する遺伝子を獲得できる可能性もある。

　現在までに，機能メタゲノム解析により，各種加水分解酵素（プロテアーゼ，エステラーゼ，アミダーゼ，グリコシダーゼなど）や酸化還元酵素，抗生物質耐性や抗菌活性などの生理活性を示す遺伝子が見い出されている。機能メタゲノム解析を用いた新規機能酵素取得の最大の課題は目的の遺伝子の取得効率の向上であるが，この弱点を克服する評価系も確立されつつある。

（3）網羅的メタゲノム解析を中心とした腸内細菌叢解析

　網羅的メタゲノム解析は，近年の飛躍的に進歩した DNA シークエンシング技術を背景に，次世代シークエンサーとよばれる新しい装置を用いてメタゲノムライブラリの塩基配列を網羅的に解読し，その配列情報から遺伝子機能を推定する方法である（図 5-7）。2004 年に，Venter ら

word　次世代シークエンサー

　次世代シークエンサーの 1 つである 454FLX（Roche 社製）を用いると，短時間で約 1 μg のメタゲノム DNA から約 150 万クローンの塩基配列の解読ができる。それぞれのクローンの塩基配列長を約 700 bp とすると，一度に配列決定できる塩基長は 10.5 億 bp であった。その後，Illumina 社から，さらにハイスペックの MiSeq と HiSeq の機種が販売されており，シークエンサーの性能はどんどん進化している。

はサルガッソー海の海洋細菌群集の網羅的メタゲノム解析を行い，その解析結果から少なくとも 1,800 種類の菌種の存在と，148 種の未知の菌種の存在を推定した。その後も次世代シークエンサーの性能の向上は進み，海水や土壌，淡水，温泉環境中の微生物群集が解析され，膨大な遺伝子配列情報が蓄積されてきた。(Genomes Online Database: http://www.genomesonline.org/cgi-bin/GOLD/bin/gold.cgi)。一方，ヒトの健康や病態との関係を科学的に解明するために，腸内細菌叢の網羅的メタゲノム解析と食品との関連が近年，大きな注目を集めている。

　ヒトの腸内には，腸内細菌叢と称される多種多様な細菌群が棲息している。ヒトの腸内細菌叢は細菌種として 1,000 種類以上，その細胞の総数は 100 兆個以上といわれている。これらは細菌同士，また細菌と宿主細胞間で相互作用することにより，「超有機体 (superorganism)」と称される腸内共生環境を形成し，健康増進にはたらいたり，一方では生活習慣病，アレルギー・炎症性腸疾患などの免疫疾患や各種感染症の誘発との関連が示唆されている（図 2-16）。炎症性腸疾患や大腸がん，肥満などの自然発症モデルマウスを無菌化するとその症状は発症しなくなることから，腸内細菌叢による宿主への影響，つまり宿主と腸内細菌叢間の相互作用が病態形成の重要な要因となることが明らかになっている。

　網羅的メタゲノム解析の手法を用いて，宿主の肥満と腸内細菌叢の関係が報告され，そのメカニズムの詳細は，本書に記載したとおりである（p. 31 〜 33 参照）。腸内細菌が合成するビタミンやミネラルも健康に寄与することから，宿主−腸内細菌叢間の相互作用を理解する上でも，網羅的メタゲノム解析やメタボローム解析によって得られる豊富な代謝物情報や菌叢情報は非常に重要であると考えられる。

　ヒトの健康に有益な作用を有する細菌はプロバイオティクスとよばれ，予防医学の観点からも広く認知されつつある（表 4-2）。ヨーグルトなどの発酵乳の摂取が腸内細菌叢に作用して腸内環境を改善すると考えられている。発酵乳の摂取に関する介入試験の網羅的メタゲノム解析も行われており，その研究成果の報告が待たれる。また，ヒトが個々に有するビフィズス菌などの増殖を促進させる効果がある難消化性糖類を称してプレバイオティクスとよんでいる。これらを含む機能性食品が宿主へ有益な効果があることが報告され，オリゴ糖などを関与成分とする特定保健用食品として承認されている。一方で，腸内細菌叢の構成や日々の変動は多種多様であることが明らかになっている。すでに，テーラーメード医療 (tailor-made medicine) という言葉があるように，医療現場においても個人の遺伝子差異にあわせて，投薬や治療を行う技術が注目

word　テーラーメイド

　「テーラーメイド」の元来の意味は，ありきたりの既製服でなく，自分の好みや体型に合わせた独自のデザインの洋服を，専門店に自分だけの洋服として注文することを意味する。転じて，個人の体質や病気の状態に合わせた治療のことを「テーラーメイド医療」とよぶ。

されている。網羅的メタゲノム解析を用いた宿主 - 腸内細菌間の相互作用の詳細が今後，明らかになるにつれて，将来的には個人レベルに適合した食品成分やプロバイオティクス・プレバイオティクス成分を摂取することで，宿主の健康維持や疾病の予防・治療などが行える可能性がある。そして，宿主のゲノム情報と腸内細菌叢のゲノム情報の差異を組み合せた，新たな技術の開発も期待できる。

5-3 未来の機能性食品 —テーラーメイド食設計の時代に向けて—

2003（平成15）年に一応のヒトゲノム解読が完了し，一個人の全ゲノム配列をシークエンスしてその情報も公開された。さらには疾患遺伝子やリスク遺伝子の探索が行われるとともに，遺伝子領域におけるSNP（一塩基多型）に関するデータベース（dbSNP, http://www.ncbi.nlm.nih.gov/snp）の構築も充実の一途をたどっている。それらの情報を基盤として，遺伝子診断などにも基づいて，治療や投薬方針を個別に立てるテーラーメイド医療が具体化しようとしている。これまでの医療や医薬は「平均的大多数」を対象とした平均的医療・医薬であり，言わば平均的な大多数の人々を対象に作られた「既製服」に通じるところがあった。テーラーメイド医療は，オーダーメイド医療（order-made medicine または made-to-order medicine），個別化医療（personalized medicine），カスタムメード医療（custom-made medicine）ともよばれ，ほぼ同義に使われている。オーダーメイドとは和製英語であるが，文部科学省リーディングプロジェクトとして「オーダーメイド医療実現化プロジェクト」と銘打たれ，研究開発が進んでいる。

このような時流の中，現在では製薬（創薬）において，ゲノム関連の様々な知見を基に，有効性や安全性に関して，個人の遺伝子レベルの差異に対応するようになり，これまでの平均的な大多数の人々のための医薬品開発よりも踏み込んで考えるようになった。その中でも，よく知られているのが，薬物代謝酵素の中心を担っているシトクロム P450（CYP）の遺伝子多型である。CYP の遺伝的欠損者は，常用量の薬剤投与でも副作用が現れる。一例をあげると，CYP2C9 はフェニトイン（抗てんかん薬），ワルファリン（抗凝固薬），グリピジド（糖尿病治療薬）などの代謝に関与しており，CYP2C9 遺伝子欠損者は血中に薬物が残りやすくなる。

テーラーメイド医療の考え方は，今後は機能性食品にも応用されることが期待される。例えば，ある機能性食品の作用に，ある遺伝子が関わっ

─コラム：多能性細胞（iPS 細胞・ES 細胞）─

2006 年 8 月，京都大学再生医科学研究所の山中伸弥教授らによる「マウスの皮膚細胞に 4 個の遺伝子を導入し，多能性幹細胞をつくった」という論文が，学術誌 *Cell* に掲載された。世界で初めて人工多能性幹細胞「induced pluripotent stem cell（iPS 細胞）」が誕生したという報告であり，その翌年にはヒト細胞からの iPS 細胞の作製に成功している。これらの業績により山中教授は 2012 年にノーベル医学・生理学賞を受賞した。

iPS 細胞を作製するために導入した Oct3/4，Sox2，Klf4，c-Myc の 4 個の遺伝子は，山中因子ともよばれている。これら 4 個の遺伝子を分化した細胞に導入すると，細胞の初期化がおこり，多能性をもつ細胞を作り出すことができる。

例えば，患者の体細胞から iPS 細胞を作り，肝臓などの細胞に分化させれば，人体ではできないような薬剤の有効性や副作用の評価が可能になり，新薬開発が大いに進むと期待されている。

胚性幹細胞「embryonic stem cells（ES 細胞）」は、動物の発生初期段階である胚盤胞期の胚の一部に属する内部細胞塊から作製される幹細胞細胞株のことで，1981 年に学術誌 *Nature* 誌（Evans M. J. ら）に報告された。マウスやヒトなどの ES 細胞は，体外培養後に胚へ戻すことで，ES 細胞は生殖細胞を含む個体中の様々な組織に分化する。

【iPS 細胞】
Takahashi K. and Yamanaka S., Induction of pluripotent stem cells from mouse embryonic and adult fibroblast cultures by defined factors, *Cell*, **126**, 663-676, 2006.
【ES 細胞】
Evans M. J. and Kaufman M. H., Establishment in culture of pluripotential cells from mouse embryos, *Nature*, **292**, 154-156, 1981.

ているとする。この食品は大多数の人では効果があるものの，この遺伝子に変異をもつ一部の人では効果が現れにくいような場合，あらかじめ個人のその当該遺伝子配列を調べて，食品摂取の効果が期待できるかどうか，その有無強弱を事前に予測することができる。すなわち，個人の遺伝子情報に基づいて，効果的な機能性食品を選択する試みである。このことは，単に SNP に限定されず，個人の様々な体質の違いに広く対応し，各個人ごとに食設計を行うことにつながると期待される。

薬の分野で従来から問題視されていたのは，個人の細胞の状態は，一様ではなく，また同じ病気でも，原因や症状は個人によって様々であり，ある患者に効く薬が別の患者には効かないことが多々見受けられることであった。そこで，個別化治療法の重要性が指摘されてきた。再生医療などにおいて，iPS 細胞（induced pluripotent stem cells）への期待が大きくなっているが，もし患者の体細胞から iPS 細胞を短時間で作成し，薬の効果を事前に調べることができれば，薬効が高く，副作用が少なく，個人の体質に合う薬を選べる。これまでは，万人に効くことを目指して

─コラム：SNP（スニップ：single nucleotide polymorphism）とコドン（codon）使用頻度─

ゲノム DNA の塩基配列は，ヒトであっても個人によってわずかに異なっている。例えば，12 番染色体には，アルデヒド脱水素酵素（アルコールの中間代謝物であるアセトアルデヒドを分解する酵素）がある。その塩基配列において，多くの人が-TACACTGAAGTGAA- であるのに対し，一部の人では，-TACACTAAAGTGAA- になっていることがある。青字で表記した G と A 以外の配列は同じであるが，その一塩基の違いを含むコドンでアミノ酸がグルタミン酸（アルコールが正常に分解）からリシン（アルコールが分解できない）に置換される。その結果，アルコール（飲酒）に強いか，弱いかという体質の個人差に関与する。これが一塩基多型のひとつの例で，このような違いが全ゲノム DNA 上に数多くあるので SNPs と複数形で表示されることもある。

近年，一卵性双生児においても，その兄弟・姉妹間で SNP の存在が確認されている。一般的なヒトの SNP は数百から千塩基に一個の割合で存在し，全ゲノム中の SNP の数は約 300 万〜1000 万あると考えられている。遺伝子産物であるタンパク質の機能にまったく関係ない，あるいはほとんど影響しない SNP も多数あるが，一方で，SNP によりタンパク質の活性が数倍〜100 倍以上も変わるような場合もある。

上記のコドンとは，読み枠の mRNA の連続する 3 塩基のことで，コドンはそれぞれ 1 つのアミノ酸に対応するが，UAA，UAG，UGA の 3 つに対応するアミノ酸はなく，そのためタンパク質合成が続かず終了するので終止コドンとなる。開始コドン以降の配列を読み枠として 3 塩基ずつ区切っていくと，それらが 1 つ 1 つのアミノ酸に対応する。コドン表では，同じアミノ酸をコードするコドンは複数存在し，生物種ごとに各々のコドンがタンパク質に使われる頻度が異なっているのは興味深い（下表）。あらゆる生物種のコドン使用頻度が検索可能なデータベースとして，CUTG：Codon Usage Tabulated from GenBank，http://www.kazusa.or.jp/codon/ がある。

細菌では，GC 含量が 10％以上違う別の菌種であっても，2 つの細菌がつくるタンパク質のアミノ酸配列と機能はほぼ同じ場合がある。その理由は，同じアミノ酸をコードしていても，コドンの第 3 番目の塩基が異なる現象が蓄積された場合にみられる。例えば，乳酸菌の *Lactobacillus reuteri* と *Lactobacillus fermentum* の GC 含量は，それぞれ 38.9％と 51.5％であり，12.6％の違いがある。GC 含量は 10％以上違うにもかかわらず，両菌株のゲノムにコードされている遺伝子によって翻訳されるアミノ酸配列はほとんど同じなのである。まず，*L. reuteri* と *L. fermentum* の全ゲノム上の遺伝子コード率は，細菌であるために非常に高く，それぞれ 83.6％と 80.4％でほぼ同じである。両菌種のコドン内の 1 つ目と 2 つ目の塩基が同じなので 2 菌種は同じアミノ酸を指定する。しかし，コドンの 3 つ目の塩基で GC が多くなるか，AT が多くなるかによって，2 菌種間のゲノム全体の GC 含量は 10％以上も異なったというわけである。

ヒトと大腸菌のコドン使用頻度（%）

アミノ酸	コドン	ヒト	大腸菌	アミノ酸	コドン	ヒト	大腸菌
Arg	CGU	8.4	37.3	Ala	GCU	26.2	17.3
	CGC	19.6	38.1		GCC	40.1	26.6
	CGA	11.0	6.6		GCA	22.2	21.9
	CGG	20.6	10.2		GCG	10.9	34.3
	AGA	20.0	4.9	Stop	UAA	28.5	61.7
	AGG	19.8	2.9		UAG	20.8	8.0
					UGA	50.7	30.3

　創薬は行われてきたが，今後，iPS 細胞を利用することで，より個別化され，個人に適合する創薬が可能となるかもしれない。テーラーメイド医療にも iPS 細胞が応用されれば，同様に iPS 細胞を用いた機能性食品の作用に関する研究がはじまる可能性が考えられる。

　個人の遺伝子差を考慮する以外に，腸内細菌叢の違いや，それを構成する腸内細菌がもつ酵素活性の差に着目することも，テーラーメイド食品設計の1つとなる。ダイズに含まれるイソフラボンの効果は，人によりばらつきがある。イソフラボンの1つであるダイゼイン（とその配糖体であるダイジン）が腸内細菌によってエクオールに代謝される（p.49 図 2-23 参照）。このエクオール濃度が高い人ほど，乳がんや前立腺がんになりにくいという報告がある。エクオールは，ダイゼインよりもエストロゲン作用や抗酸化性が強く，ダイゼインからエクオールへの変換は，その変換能をもつ腸内細菌が担っている。これらのことから，ダイゼインからエクオールを産生する腸内細菌を増やすことや，腸内細菌叢のエクオール生産性を全体的に向上させることが，イソフラボンを摂取した意義を高める上で重要になる。ヒト腸内細菌叢のメタゲノム解析が進展し，個人の腸内細菌叢のもつ遺伝子を明らかにすることが可能となりつつある。イソフラボンを経口摂取した時のエストロゲン作用や抗酸化性の機能性が人によって異なることが，エクオールへの変換の違いですべて説明できるわけではないが，イソフラボンの有効性や安全性を考える上で，消化管内のエクオール量を促進させるよう，テーラーメイド医療においてプロバイオティクス・プレバイオティクスを考慮することも，有用な戦略となり得る。

　一方，「食育（food education）」という言葉が図 5-8 でもわかるように，あらためて見直され，非常に広義に解釈されている。食育とは，様々な

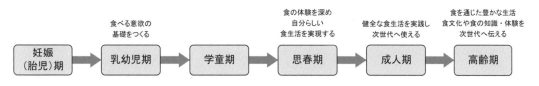

図 5-8　食育の意図するところ
政府公報オンライン（http://www.gov-online.go.jp/useful/article/201605/3.html）から転載

経験を通じて「食」に関する知識と「食」を選択する力を習得し，健全
な食生活を実践することができる人間を育てることである。1903（明治
36）年に村井玄斎は，「小児には徳育よりも，智育よりも，体育よりも，
食育がさき。体育，徳育の根本も食育にある。」と記述している。現在，
食育として，幼児や学童期，そして大人も含んで食生活をきちんとし，
一日三食の食習慣の確立に役立てようとする教育運動に発展し，文部科
学省は 6 月を食育月間，毎月 19 日を食育の日と定めた。機能性食品を
理解し，機能性食品の進展を有効に取り入れることは，食育への応用や
情報提供にもつながる。食育には，健康な食生活を送るために食品選択
や安全性，表示の仕組み，さらには農業との関係を学ぶことも包括する。
また，食事の内容や質によって腸内細菌叢の構成比は容易に変化し，良
い食事は良い腸内細菌叢を形成し，それが人の健康や恒常性維持に貢献
していることは，多くの知見から必然的のごとく導かれている。

索　引

編著者

森田　英利
1991年　岡山大学大学院自然科学研究科博士課程修了
現　在　岡山大学大学院環境生命科学研究科　教授
　　　　学術博士

田辺　創一
1992年　東京大学大学院農学系研究科修士課程修了
2000-2015年　広島大学助教授・准教授・教授
2015-2022年　日清食品ホールディング㈱を経て
現　在　江崎グリコ㈱
　　　　博士（農学）

共著者

臼井　将勝
2004年　鳥取大学大学院連合農学研究科（山口大学）
　　　　博士後期課程修了
現　在　国立研究開発法人水産研究・教育機構　水産大
　　　　学校食品科学科　准教授
　　　　博士（農学）

上薗　薫
2004年　麻布大学大学院獣医学研究科博士後期課程修了
現　在　東京家政学院大学現代生活学部　准教授
　　　　学術博士

小林　彰子
1998年　大阪市立大学大学院生活科学研究科後期博士課程
　　　　単位取得退学
現　在　東京大学大学院農学生命科学研究科　准教授
　　　　博士（農学）

鈴木　卓弥
2005年　北海道大学大学院農学研究科博士課程修了
現　在　広島大学大学院生物圏科学研究科　教授
　　　　博士（農学）

鈴木　武人
2005年　麻布大学大学院獣医学研究科博士後期課程修了
現　在　麻布大学獣医学部　准教授
　　　　博士（学術）

高畑　宗明
2009年　岡山大学大学院自然科学研究科博士後期課程修了
現　在　㈱バイオバンク統括部長
　　　　博士（農学）

中野　章代
2020年　奈良県立医科大学大学院医学研究科博士課程修了
現　在　奈良県立医科大学医学部　講師
　　　　博士（医学）

わかりやすい食品機能学（第2版）

2014年3月20日　初　版第1刷発行
2017年8月10日　第2版第1刷発行
2024年3月20日　第2版第6刷発行

Ⓒ　編著者　森　田　英　利
　　　　　　田　辺　創　一
　　発行者　秀　島　　　功
　　印刷者　荒　木　浩　一

発行所　三共出版株式会社　東京都千代田区神田神保町3の2
　　　　　　　　　　　　　郵便番号 101-0051 振替 00110-9-1065
　　　　　　　　　　　　　電話 03-3264-5711　FAX 03-3265-5149
　　　　　　　　　　　　　https://www.sankyoshuppan.co.jp/

一般社団法人 日本書籍出版協会・一般社団法人 自然科学書協会・工学書協会　会員

印刷・製本　アイ・ピー・エス

ISBN 978-4-7827-0815-6